你真的知道
你在吃什么吗

[韩] 崔诺言◎著　邢力耕◎译

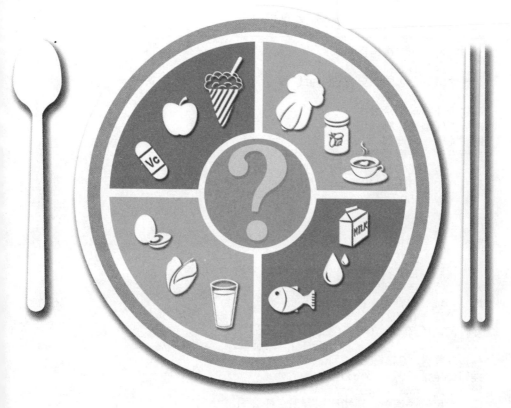

吉林科学技术出版社

图书在版编目（ＣＩＰ）数据

你真的知道你在吃什么吗 / [韩]崔诺言著；邢力
耕译. -- 长春：吉林科学技术出版社，2016.1
ISBN 978-7-5384-9642-0

Ⅰ. ①你… Ⅱ. ①崔… ②邢… Ⅲ. ①饮食－禁忌
Ⅳ. ①R155

中国版本图书馆CIP数据核字(2015)第190345号

你真的知道你在吃什么吗

著　　[韩]崔诺言
译　　邢力耕
翻译助理　王志国　史方锐　全慧颖
出 版 人 李　梁
策划责任编辑　隋云平
执行责任编辑　练闽琼
助理编辑　宿迪超
封面设计　长春创意广告图文制作有限责任公司
制　　版　长春创意广告图文制作有限责任公司
开　　本　710mm×1000mm　1/16
字　　数　150千字
印　　张　10.5
印　　数　1-6 000册
版　　次　2016年1月第1版
印　　次　2016年1月第1次印刷
出　　版　吉林科学技术出版社
发　　行　吉林科学技术出版社
地　　址　长春市人民大街4646号
邮　　编　130021
发行部电话/传真　0431-85635176　85651759
　　　　　　　　　　85635177　85651628
储运部电话　0431-86059116
编辑部电话　0431-85635186
网　　址　www.jlstp.net
印　　刷　长春第二新华印刷有限责任公司
书　　号　ISBN 978-7-5384-9642-0
定　　价　35.00元
如有印装质量问题可寄出版社调换
版权所有　翻印必究　举报电话：0431-85635186

序言

写给深陷不良食品困扰中的消费者们

　　我曾经出版《不良知识把我摧毁》一书，这是我为了让食品业界不再受不良知识摆布而采取的行动。在写《不良知识把我摧毁》一书期间，我接到了出版社的建议，开始构思现在您手里的这本书。借助人们对食品类书籍的关注，本书的主要内容集中在"食品"这个主题上，力求可以解决大家提出的所有疑惑。写这本书的目的是消除消费者对食品的误会，希望可以为各位读者揭示食品的本质，减少不必要的担心和浪费。

　　可以说，如今是过度不安的时代。人们越来越关注关于食品的所有问题。消费者们不仅谴责食品添加剂，而且对日常食品同样充满质疑。"不吃面粉就可以预防100种疾病""想长寿绝对不能喝牛奶""来自玉米的'袭击'""一匙盐都会威胁我们的健康"之类的话题充斥在我们耳边，有时真的不知道究竟应该吃什么。最近食品业界在消费者希望去除添加剂、增加食品成分标注、加强生产卫生等方面做了很多努力，但努力的结果不仅没让消费者安心，反而增加了不安感。

　　可以看出，这一现象与肥胖问题如出一辙。

　　从1930年起，美国开始出现肥胖问题；1980年，美国政府发表宣言要与肥胖战斗到底。虽然运用了所有的科学知识试图解决肥胖问题，但结果却恰恰相反——越是想要减肥，肥胖越严重。正如如果不减少食物总量所有减肥都会失败一样，不考虑"量"的问题，单纯地把食品分成"好"与

"坏"，不恰当地夸大食物的危险或功效，最终的结果只能是让消费者更加不安。关于食品的问题，大部分都是"吃多少"的问题。食品成分哪有那么多"好"与"坏"的差别，这样片面的观点正是不良知识的来源。

在本书的第一部分中，我为各位读者整理了一些有关过分夸大食物功效和危害的观点。无论是过分夸大食物的功效，还是过分夸大食物的危害，都是错误的。食物并不具备明显的药理作用，所以我们常吃的食物并没有特别卓越的功效。对我们的身体来说，最危险的敌人是疾病和毒素，其次是药物，再次是功能性食品，最后才是日常食物。所以食物能够多吃，而药物则必须根据医生的处方在必要时才服用。不管是食物，还是药物，夸大功效都会造成误用和滥用。比如有些食品本来是补品，但过多食用后却成为致病的元凶。盲目地多吃会造成不良后果，听信夸大的信息会造成金钱上的浪费，这样的例子很多很多。

作为消费者，我们不要被媒体刻意夸大的食物功效迷惑。通过专家的研究和介绍，我们每天都吃的普通食物突然就被赋予了神奇的功效，这可能吗？那些专家表面上是在强调科学，实际上只是单纯地运用了听起来高大上的科学用语，食物本身的功效远没有那么神奇。恰恰相反，过量食用不饱和脂肪、抗氧化物、维生素、矿物质，对身体并没有好处。

夸大食物的功效，导致饮食的危险性提高了。我们的祖先经历了漫长的岁月，从1 000万种植物中选择了25种作为农作物来满足身体的营养需求。虽然我们食用的食物在烹调方法、味道、外观、形态等方面各有不同，但是它们的营养成分并没有太大的差异。这些食物能够被人类筛选出来，漫长的岁月足以证明它们是安全的，这比获得奥林匹克比赛冠军更加难得。

"加工食品和食品添加剂是有害的""绿色食品对身体是有益的"，这只是我们一厢情愿的想法罢了。虽然我们一直认为"从纯天然食物、传统食品、天然植物中提取的就是安全的"，但也只不过是自以为是而已。在自然环境中存在很多不能被检验的成分，其中包括很多毒性强的物质。食物中毒、重金属沉积、农药残留、抗生素超标等问题全部是食用天然食物引起的。天然食物之所以被认为是安全的，是因为毒性小且人体可以承受，而不是因为它们没有毒性。

食品添加剂是从3 000万种化合物（95%以上来自植物）中精心挑选，并使用了数十年以上的物质。事实上，食品添加剂大部分是存在于自然物质中的，人们只是模仿其成分大量制造而已。如果在自然环境中发现了比现用的食品添加剂更加安全有效的物质，那么现今的食品添加剂就会随时被取代。但是那种物质被发现的可能性极小，所以很难找到比现在的食物更安全的食物了。为了寻找安全的食物，曾经花费了很大的精力和开销。

通过本书的第二部分，读者们可以了解如何减少不必要的担心和费用。现在媒体报道的新闻中有一半是关于医疗或健康的，可见人们对健康是多么关心。但是这些报道并不可靠，常常今天一个观点、明天另一个观点，不同的人观点又不一样。比如卵磷脂，作为大豆成分时它是健康的，作为乳化剂时它就成了有助于吸收有害成分的添加剂；又比如β-胡萝卜素，在胡萝卜中它是长寿物质——抗氧化剂，作为添加物时它就成了应该被去除的色素。一方面以科学作为依据阐述某一物质或成分的功效，另一方面又以科学作为依据阐述它的危害，在这样混乱的信息洪流中，我们如何辨别信息的正确性呢？

我同意以上的观点，因为这些观点显而易见，但又不是绝对的。若是人工色素有害，那就用天然色素好了；若是合成调味料不好，那就改用天然调味料吧。比起深究"哪种更好"，我更加提倡应该强调"适当的量"。能够满足需求量就可以，没有必要一味探究其来源，正如没有必要追究人体必需的葡萄糖从何而来一样。食物真正的价值是能带来享受美味的乐趣，只有享受到食物带来的乐趣才能健康。法国美食能够被列为世界非物质文化遗产，并不是因为它是健康食品，而是因为它能给我们留下人与人之间最重要、最美丽的瞬间，同时还能传承文化。

餐桌的主人是您，而不是医生、食品学者或营养专家。对食物颇多挑剔的人未必会特别健康和长寿，而在食物上不太花费心思、只吃酱汤的人却比一生都在研究健康和长寿的人活得更长久。我们现在吃的食物已经够安全、够营养了，只要享受食物带来的乐趣就够了，剩下的事情就交给我们的身体去完成吧！

当下我们需要的不是慢餐，而是关于食物的知识和食品文化。

我希望读者们可以带着以下问题阅读此书：

——100年前，人们生活在100%的自然环境中，平均寿命只有不到30岁。现在的韩国人生活在充满污染和加工食品的世界中，平均寿命为什么反而提高很多呢？

——肉毒杆菌分泌的毒素是世界上最具毒性的天然毒素，它怎么就具有美容功效了呢？我们脚下的土壤中也具有很多天然毒素，我们怎么就这么安然无恙地在此生活呢？

——为什么美国废除了"食物中不允许含有致癌物"的规定？为什么即使有害物质存在，只要达不到危害人体的标准就不会被报道呢？

——为什么韩国有名的抗癌中心在抗癌治疗过程中不让患者食用以下食物：冬虫夏草、甲壳质[1]、深海鱼油胶丸、维生素、人参、灵芝、山参？目前还没有能够预防肿瘤的药物，那"抗癌食品"的称号又有什么意义呢？

——接触食品添加剂最多的人是食品公司的研究员，接触化学香料最多的则是香料师。他们接触的人工化合物是普通人的几千倍。几位著名的外国香料师年龄都超过了退休年龄，而且他们都很健康。那么，香料师这个职业是危险职业，还是长寿职业呢？

——为什么总说某种食物健康或不健康，却对"健康食物"没有一个明确的规定呢？为什么做健康讲座的教授很多，却没有设立关于健康的学科呢？

---

[1] 甲壳质又称甲壳素、几丁质，具有抗癌，抑制癌、瘤细胞转移，提高人体免疫功能及护肝解毒的作用。尤其适用于糖尿病、肝肾病、高血压、肥胖症等患者，有利于预防癌细胞病变和辅助放化疗治疗肿瘤疾病。

目　录

Part

1

马上揭晓食物的秘密：
被夸大的食物功效和危险

第一章

夸大食物的功效将助长其危害

一、你认为的"健康食物"就是健康的吗

人需要吃饭才能生存，生存的必需条件是食物。若不吃饭，就连最基本的生存都不能保证，更不用说生活质量了。所以，没有比"吃"更重要的事了。食物充足的时候，饭只起到充饥的作用；营养不足时，饭就是"补药"；而营养过剩时，饭又变成了"毒药"。对现代人来说，营养不足的人很少，所以食物大多数时候只起到充饥的作用。

食疗是最健康的调理方法。韩国人很早就发现引发疾病的原因在于"错误的饮食"，所以遇到生病的人，医生总是要从是否挑食开始询问病因。我们常常会认为只要是对身体有益的食物，无论是什么都要尽量食用，例如鹿茸、熊胆、熊掌等。众所周知，韩国人消费这些食物的比例占全世界的80%～90%。另外，从电视中播放的关于食物和健康的节目数量，也能看出韩国人是多么重视健康。世界上没有哪个国家的健康节目比韩国更多了。

韩国人非常关心饮食与健康的话题，电视及媒体舆论也反映了这一点，所以很多人都赞同"好好吃才能好好活着"的观点。但现实中却产生了很多谬误，食物的危害被过分夸大，大家很容易陷入健康困扰当中。很多人因为没有吃到所谓的"好食物"而郁闷，也有很多人只吃所谓的"好食物"却没能更健康。

我们只要适当地吃普通食物就能够获得健康，健康与否并不是由食物决定的。我坚信，无论是谁，如果他告诉我一种他认为的最危险的食物，那么这个食物通常都不会多么危险；而无论是他认为的多么好的食物，这个食物也不会像他说的那么好。我不会歪曲地评判食物的好坏。

心理学博士麦克·E·奥克斯在《不良饮食》一书中提到一项调查：以大学生为调查对象，以对身体有益的程度来给72种食物评分，评分标准分为5个等级（0分最差，4分最好）。结果得到中间分数的食物只占极少数，而大部分食物得到了非常明确的最好或最差的评价。也就是说，人们认为食物都有好坏之分，没有普通的食品（无好坏之分的食品）。但如果遮住食物的名字、只看营养成分的话，却得到了不同的评价结果——普通食品增多。为什么会出现这样的结果？其实哪有那么多好食物和坏食物，我们都被不良知识误导，食物的危害和功效被夸大了。

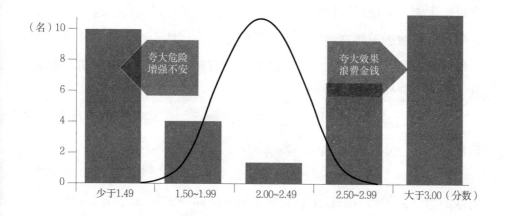

首先，我们对被夸大功效的食物做一下了解：

· 吃虎骨（老虎的骨头）能强筋健骨

· 熊的力气大，所以熊胆是补药

· 吃海狗鞭能壮阳

·甲鱼很长寿，因此它是长寿食品

以上说法都属于夸大了食物的功效。人们相信天然食物更有营养，其中存在不为人知的神秘力量。比如人们认为吃蜂王浆会像蜂王一样长寿，认为山参是传说中的"灵丹妙药"，然而吃山参和蜂王浆的人并没有因此而长生不老。

服用蜂王浆就能像蜂王一样长寿吗

曾经有一段时间，很多产品（食品）被赋予了神奇的功效，生产厂家不断地推出新产品，但是这种产品很快就会消失，如此反反复复。比如，如果某位"专家"在电视上说某种产品好，这种产品很快就会脱销，然后销售的热潮随着时间的流逝渐渐平息。最近又出现不再宣传具体的食物，而是赞扬维生素、矿物质、抗氧化剂等抽象成分"伟大"功效的趋势。有人说维生素、矿物质、抗氧化剂等是不好的人工合成物质，也有人说如果这些成分存在于天然食物中就是有益健康的。这些人真可笑！这些成分在天然食物中的含量太少，所以功效根本没有传说中那么神奇，消费者意识到这一点不过是时间问题。

现在我们看一下最近备受关注的蜂王浆，它是不是真的如宣扬的那么神奇。

对于蜜蜂而言，蜂王浆是能够决定其自身身份的重要食物。同样是蜜蜂的幼虫，但会因为蜂王浆食用量的不同而决定其长大后成为平民（工蜂），或是王公贵族（蜂王）。在富有蜂王浆的特殊保育室（蜂房）中，普通的蜜蜂幼虫如果可以尽情食用蜂王浆，也会成为蜂王。蜂王不仅体形更大，而且寿命更长，可以达到工蜂的10倍（1~2年）。具有这种神奇功能的蜂王浆是由67%的水、12.5%的蛋白质、11%的糖类、5%的脂肪，以及少量的矿物质和维生素构成的。但是仅凭这些成分，很难说明为什么蜂王浆具有这样的功效。为了揭开蜂王浆的神秘面纱，经过100年的努力，科学家终于在2011年找到了答案。

2011年5月，日本富山大学的真光镰仓博士在《自然》上揭示了这个隐藏了百年的秘密，他发现蜂王浆的神奇力量实际上是源于一种叫作蜂王精的蛋白质。将蜂王浆保存在40℃的环境中1周时间，然后喂给蜜蜂幼虫，相对而言，蜜蜂幼虫的体形并没有明显变大，它的卵巢很小、产卵也很少。再用分别放置了2周、3周、1个月之后的蜂王浆喂养蜜蜂幼虫，发现幼虫成年后的蜂王特征渐渐减弱，乃至完全消失。在40℃的环境中放置1个月，蜂王精被完全破坏，此时重新添加蜂王精，失效的蜂王浆便重新具有了使蜜蜂幼虫发育成蜂王的神奇力量。

后来又有实验证明：蜂王精这种物质不仅对蜜蜂有效，对果蝇幼虫的发育也能起到一定的作用，但是它对人类却没有什么特别的功效。

牛奶对人体真的有益吗

人类饮用牛奶的历史不到5000年，而且只有人类这样做。随着农业的发展，人们用剩余的农作物饲养家畜。比起直接食用家畜，饮用牛奶更方便，还形成了乳品产业。但是除了新生儿，其他人是不能直接饮用鲜牛奶的，会引起腹泻。

事实上，在牛奶中的碳水化合物里隐藏着一种难以消化的物质——乳糖。如果说动物与植物最大的差异是可以合成胆固醇，那么哺乳动物的特征就是能够制造乳糖。乳糖是只存在于哺乳动物乳汁中的非常特别的物质，它只有分解为葡萄糖、麦芽糖（双糖的一种，由两个葡萄糖结合而成）、蔗糖（多糖的一种，由葡萄糖与果糖结合而成）才容易被人体吸收。牛奶中的碳水化合物全部是难以吸收的乳糖。

妈妈的乳腺具有合成乳糖的功能，新生儿则具有分解乳汁中乳糖的能力。但随着时间的流逝，长大的孩子会慢慢失去分解乳糖的能力，所以不再贪恋妈妈的乳汁。如果所有的人都能享用母乳的话，乳糖的存在就没有意义了。你可能从来没有意识到，从保护新生儿健康成长的角度来说，乳糖是起决定作用的。如果任何人都能分解乳糖，在食物不充足的过去，新生儿会被哥哥姐姐推离母亲的怀抱，能够存活下来的机会就很渺茫。

最初，通过自然发酵，鲜牛奶中的乳糖分解为半乳糖。随着发酵时间的延长，牛奶的表面会形成一层薄膜，这是乳蛋白与脂肪凝结成的，可以加工成奶酪制品供人们食用。具有消化牛奶的能力是人类生存的优势，这种能力被一代一代地遗传下来。这种基因遗传的速度非常快、范围非常广，在生物界是罕见的，所以只有人类在成年后仍然可以消化吸收牛奶。尽管如此，现在依旧有很多人饮用牛奶后会感到不适。

世界上没有绝对的好食物。有研究结果表明，虽然牛奶营养均衡，但如果摄入过量，即使营养均衡也是没有好处的。最近，卡普迪大学的皮特·埃尔伍德教授公布了一项研究结果。他对世界范围内的40万名成年人进行了长达28年的跟踪调查，结果表明：虽然坚持喝牛奶的人患心脏病与脑卒中的概率比很少饮用牛奶的人低，且牛奶有预防骨质疏松的功效，并能降低乳腺癌、结肠癌、直肠癌的发病率，但过多饮用牛奶同样会导致卵巢癌、前列腺癌、糖尿病、食物过敏、腹痛、腹泻等疾病。又有一项以3 612名男性为对象进行的实验结果表明，钙与牛奶摄取量最低的一组与最高的一组相比，最高的那组实验对象患前列腺癌的概率比最低的那组高出2倍。所以，如果过多摄取钙质也会增加患前列腺癌的概率。

牛奶并不是始终对身体有益的。虽然对营养不良的人而言，牛奶是最好的选择，但过量饮用牛奶对身体确实无益。

编者注

根据《中国居民膳食指南》（2011年修订版），建议每人每天饮用牛奶300克，或者食用其他相当量的奶制品，就可以基本满足人体的需要了。

二、维生素是因为它能够"维生"而重要吗

维生素不能在体内合成，必须从饮食中摄取。维生素看起来很重要，但真的如此吗？

和维生素的特点类似的还有某些氨基酸。让我们先来简单地了解一下氨基酸在人体内的转化过程。

氨基酸是构成蛋白质的基本单位。构成人体蛋白质的氨基酸约有20种，其中8种是必需氨基酸。必需氨基酸和维生素一样，只能通过外界获得，人体不能合成。其余的12种属于非必需氨基酸，它们可以通过一些葡萄糖代谢的中间产物氨基化来合成。

葡萄糖、代谢中间产物、非必需氨基酸，这三者哪个重要？葡萄糖是起始的源头，当然是葡萄糖最重要。如果没有葡萄糖，无论是代谢中间产物，还是最后的氨基酸，都无法合成。而且我们的身体不仅可以由葡萄糖合成氨基酸，还可以从食物中摄取氨基酸，所以自身的合成功能便渐渐退化了。

维生素也是如此。维生素可以通过食物得到充分的补充，人体即使不能合成维生素，对我们的生存也没什么影响。而我们身体内的激素或神经递质等物质却必须在体内合成，因为它们不能从外界摄取。虽然这些物质肩负着比维生素更重要的使命，但由于人体可以根据自身需求来合成它们，所以这些物质并不太受重视。人体不能合成维生素，所以它们才受到重视。

B族维生素中的维生素B_5（泛酸）、维生素B_2（核黄素）、维生素B_3（烟酸）很重要，但并非因为它们是B族维生素的一员。虽然我们了解了它们各自的功能，但并不知道维生素B_5是合成乙酰辅酶A的原料，也不知道维生素B_2能合成黄素腺嘌呤二核苷酸（FAD），更不知道维生素B_3在合成烟

酰胺腺嘌呤二核苷酸（NAD）中起到的重要作用。乙酰辅酶A、FAD、NAD都是维持三羧酸循环运转的必需物质。三羧酸循环是三大营养素（糖类、脂类、蛋白质）的最终代谢通路，其组成要素也很重要，所以维生素B_2、维生素B_3、维生素B_5作为原料就显得更有意义了。比起了解维生素本身的功能，我们更应该了解它们在三羧酸循环中扮演的重要角色。

服用维生素和矿物质真的对身体有益吗

大家都认为营养补充剂对身体有益，所以很多人服用从医院或药店买来的维生素和矿物质。但事实上，水溶性维生素还算安全，过量服用脂溶性维生素反而会引发疾病。2011年10月，明尼苏达大学的研究小组以约39 000名高龄女性为研究对象进行了一项研究，结果表明摄取维生素的女性的死亡率比没有摄取维生素的女性稍高。研究小组称："在不缺乏营养素的情况下，不需要额外补充维生素。"

危害度分类	营养素	最小摄取量（克）
水溶性维生素 （危害度不高）	维生素E	0.54
	维生素B_6	0.1
	维生素C	2.0
	烟酰胺	1.0
	烟酸（维生素B_3）	0.035
脂溶性维生素、矿物质 （危害度高）	维生素A	0.003
	β-胡萝卜素	0.007
	维生素D	0.00006
	叶酸	0.001
	钙	0.0025

续表

危害度分类	营养素	最小摄取量（克）
脂溶性维生素、矿物质（危害度高）	铁	0.045
	锌	0.035
	碘	0.003
	锰	0.011
	镁	0.35
	硒	0.000 4

过量摄入矿物质更危险。服用超过所需量的2～3倍就会引发疾病，若超过5倍，即使像铁这样重要的矿物质也会产生致命的不良反应。虽然我们食用含钠物质的历史已经很久了，但也要小心，摄取的量要符合身体的需要。与维生素相比，葡萄糖、氨基酸、脂类这些营养物质虽然对人体起着更重要的作用，但是它们并没有在体内显示出其全部功能。维生素和矿物质只是维持身体系统运转的必要条件之一，没有必要给予它们特殊的关注。

矿物质与重金属的差异是什么

在食品界中，重金属元素属于共同管理范畴。除铝以外，密度超过5.0的金属元素都属于重金属元素。那么，什么是有害的重金属元素呢？事实上，并不存在纯粹的有害重金属元素。无论是哪种重金属元素，只要过量存在于我们体内都会造成危害。我们当然不会直接把重金属吃下去，即使吃到肚子里也不能消化吸收。但土壤中离子状态的重金属元素会被植物少量吸收，然后人食用了含有重金属元素的植物，重金属元素进入人体，就变成了有害的重金属元素。

从前，在低温下易熔化且加工性极好的铅、水银、砷被广泛使用，它们多以离子形态或烟雾的形式出现，一旦泄漏便会造成致命的伤害。最近，电池也出现了同样的问题。虽然镍、铬制成的合金本身并没有问题，但一旦以离子形态存在就会污染空气和水，最终镍、铬被植物和鱼类吸收，变成致癌物进入人体。

铁元素也是重金属元素。铁元素是人体必需的营养素：没有铁元素，血红蛋白就不能输送氧气；如果铁元素不足，便会造成贫血；而且它对体内各种酶的合成及海洋生物都很重要。原本矿物质的分布与海洋水位的深浅无关，只是均匀地存在于海水中，但是在鱼类生存较多的水位较浅的区域中，铁元素的含量较少。虽然其他营养成分也会因为鱼类数量多而减少，但绝不会像铁元素降低的那么明显。这是因为铁元素被鱼类完全吸收了，所以大海是最需要铁元素的。

尽管铁元素对生命如此重要，但如果过多摄入，也会造成致命的伤害。有一种病叫作血红蛋白沉积症，是指铁元素吸收量非正常地增加，导致细胞内出现铁元素沉积的现象。这种病会引起肝硬化、糖尿病、关节炎、心脏病、性功能减退等其他疾病。铁元素摄入过量首先会损害肝脏，95%的患者会出现肝脏变大，30%的肝硬化患者会诱发肝癌。在欧洲有很多相关的研究，放血疗法是唯一的治疗方法，所以经常献血是预防体内铁元素过多的好办法。

营养学家认为铁元素是癌细胞最需要的营养，即使其他营养再充足，如果没有铁元素，癌细胞也不能存活。铁元素越多，对癌细胞的分裂、繁衍越有利。有数据表明，摄入过多铁元素的人患癌症的概率会增加5～6倍。最新有研究结果表明，多吃肉类易引发大肠癌的原因是人体通过肉类摄取了过多的铁元素。同时，过多的铁元素会抑制免疫功能。

如果铁元素超过人体需要量的5倍，结果将是致命的。像铁元素这样重要的矿物质，稍有过量也会导致重金属元素在人体内蓄积，所以不应片面强调矿物质的功能。无论是什么金属元素，若超过人体需要就会有危险。虽然矿物质缺乏是个问题，但矿物质过多会更危险。比如，钠（盐）摄入过量易导致血压升高，血液中的钙过量患高钙血症的危险就会增加。人们很少认为以离子形态存在的金属是有毒性的，但真相是过量地存在于体内就是毒素。

维生素C是肥胖的帮凶

在了解维生素C的功效之前，首先我们应该了解一下胶原蛋白。

我们的身体是由细胞构成的，而细胞的"骨骼"则是由胶原蛋白构成的。胶原蛋白是所有动物细胞的内部"骨骼"，占总蛋白质的30%。胶原蛋白在细胞内编织成数十、数百层的坚固纤维和紧密连接的网状构造，这样才能维持细胞的形态。可以说，我们的细胞是纤维质（胶原蛋白）团。

在胶原蛋白的合成过程中，会用到甘氨酸、赖氨酸、脯氨酸这三种氨基酸。虽然可以从日常饮食中摄取蛋白质和碳水化合物以获得这三种氨基酸，但是其中的赖氨酸和脯氨酸需要经历转化的过程才能形成坚固的结构，这时就需要维生素C的帮助。若维生素C不足，会导致胶原蛋白合成不足，所有的细胞都会变得很脆弱。在最薄弱的地方会出现出血等症状，引发败血症。

胶原蛋白有很多重要的功能，它可以增强皮肤弹性，还可以使细胞坚固以抵御病毒的侵袭。虽然维生素C对我们十分重要，但功能的主体还是胶原蛋白，并非是维生素C。维生素C只是合成胶原蛋白的重要原料之一。

胶原蛋白对增强皮肤弹性很重要，有美容的作用。虽然现在流行食用胶原蛋白，但人体却无法吸收它，那就多吃维生素C吧。但请记住，维生素C还是促成肥胖的原因。

现代人吃得多，也过多摄入了维生素C。因为维生素C过多，在身体中合成的胶原蛋白就多，所以细胞"骨骼"变大、体积变大，于是引起了肥胖。当然，导致肥胖的真凶是过度饮食，但如果维生素C不足是不会形成肥胖的。因此，维生素C是肥胖的帮凶。

维生素C具有重要的功能，但过量地摄入维生素C会引起腹泻、尿液酸化、肠内铁元素沉积过多、溶血性贫血、面部发热、泌尿系统结石、草酸盐异常沉着、抑制黄体酮分泌等症状。除此之外，维生素A、维生素D、维生素E、维生素K都是脂溶性维生素，具有沉积性，所以它们更危险。对维生素过度地称赞，很容易给人们带来"过剩的灾难"。

三、一直被忽视的葡萄糖

对于生命而言，什么物质是最重要的？如果没有维生素，我们能活3周；没有食物，至少还能活3天；但如果没有氧气，大多数人3分钟都坚持不了。我们如此急需氧气，是因为体内ATP（三磷腺苷）的储存量只能坚持2分钟，一旦ATP枯竭，所有的生命现象都会终结。

合成ATP的必需物质是葡萄糖和氧。植物利用二氧化碳和水合成葡萄糖并释放氧气，动物则利用葡萄糖和氧合成ATP并释放二氧化碳。我们的身体每天需要的ATP总量足有60千克，如此大的需求单靠从食物中摄取是非常困难的。葡萄糖摄入不足会导致低血糖，出现饥饿、发抖、发冷、冒冷汗等症状，严重时会出现昏迷、休克，甚至死亡。因此，对低血糖置之不理会危及生命。

大脑只能由葡萄糖提供能量，然而在大脑中并没有储存葡萄糖的空间，因此需要靠血液把葡萄糖输送给大脑的神经细胞。若血液中的葡萄糖浓度低于正常值的25%，人会马上陷入昏迷状态；若低于正常值的50%，就会出现脑功能障碍。

在食物不充足的中世纪，砂糖曾被当作药物来使用，它是最好吃、最有效的"能源"。尤其对于虚弱的人来说，砂糖是"万能药"。现如今，在医院注射葡萄糖也很常见，我们可以通过静脉注射直接把葡萄糖输入血液中。能量不足时，葡萄糖是最好的"药"。葡萄糖是所有营养中最重要的，所以医生给我们注射葡萄糖。

地球上的3 000万种化学物质中大部分是由植物合成的，和葡萄糖有着千丝万缕的联系。果糖、麦芽糖、砂糖等都来源于葡萄糖，淀粉、植物纤维、糖原都是多个葡萄糖的结合体，构成蛋白质的氨基酸也是葡萄糖通过三羧酸循环生成的，脂肪和类异戊二烯也来源于葡萄糖。不夸张地说，世界上所有的有机物都来源于葡萄糖。而我们偏偏无视如此重要的葡萄糖，反而热衷于所谓的"营养素"。

四、害人的"健康法"

市场上有数万种健康用品、健康秘诀、健康食品，如果这些东西真的有用，又怎么会经常被取代呢？现在是饮食过量的时代，也是某种食品只要能减肥就被认为是好食品的时代。即使是假药，在心理因素的作用下，也会起到真药30%以上的效果，所以没有完全无效的药。于是，无论是多么荒诞不经的健康方法或者产品，都会有想要尝试其"神奇效果"的体验者。如果把这一点与市场营销手段相结合，就可以打造出畅销商品，会有越来越多好奇心强的人开始试用其商品。在使用过程中，购买者无法得到期待中的理想效果，随着感到没有效果的人数增加，畅销商品的负面评价开始增多，这个商品就会从市场上渐渐消失。但马上会有其他产品取代它的位置，因为健康永远都是人类最关注的话题。

无论健康秘诀是事实上有效的，或者心理上有效的，还是根本无效的，最好趁着对身体尚未造成任何不良影响的时候停止使用，晚了可能就要危害健康。某知名大学的博士团队在2011年做了两个关于吸烟者的试验，其中一个试验表明吃复合维生素的吸烟者吸烟量增多了，因为吸烟者相信"复合维生素会守护自己的健康"；而另一个试验则表明服用了维生素C的人群的吸烟量达到了未服药人群的2倍，因为即使吸烟，他们也会认为由于自己服用了维生素C而减少了香烟对身体的伤害。越到试验的尾声，观察对象的吸烟量越大。心理学家称这样的现象为"许可效应"，即如果人们事先做了对的行为，之后会认为自己有做错误行为的权利。简单来说，在我们的思想中总是存在着正反两方，好的一方就总是允许我们做一点坏事，比如人们经常认为如果周一到周五不喝酒，那么在周末就可以多喝一些。

纯素食就一定是健康的吗

很多人认为吃肉对身体不好，而吃素对身体有益。素食主义者并不承认吃肉对身体有益，然而其吃肉后，无端的疲乏和疼痛消失了、精神状态变好了、饱腹感也增强了。在欧洲和美国这样的发达地区和国家，开展奖励素食等活动最大的原因是脂肪摄入量过多（占总能量的40%～50%）。占世界人口1/15的美国人的食肉量曾经占全世界肉类生产总量的1/3，是世界人均食肉量的5倍。美国人现在少吃肉、多吃蔬菜，身体自然健康。但亚洲居民的脂肪摄入量远低于美国人，因此，适合美国人的素食未必同样适合亚洲人。但目前，符合美国人的素食热潮正传往亚洲。

纯素食的问题在于植物的纤维素损伤肠胃内壁、妨碍消化、妨碍肠内矿物质的吸收。我们还要知道，长期食用蔬菜有引起亚硝酸盐摄入过量、贫血、结石的可能。喝蔬菜汁一度很流行，但不良反应也不少，例如每天饮用240毫升西柚汁的人患肾结石的概率会增加44%。

只在动物性食品中存在的营养素是胆固醇和维生素B_{12}，钙、铁、锌也是很难通过素食充分摄取的营养元素。植物蛋白中缺少一种以上的必需氨基酸，蔬菜中的矿物质含量也各不相同。但在牛奶、鸡蛋、肉类这三种食物中，从任何一种食物中都能获得充足的必需氨基酸或矿物质。一定要吃素的话，最好慎重地考虑菜谱。不建议孕妇、哺乳期女性、成长期的儿童和青少年、老人长期素食。

素食主义者中有瘦人,也有胖人,可见人的胖瘦并不取决于吃了什么,而是取决于吃了多少。即使是素食主义者,不限制地多吃也会引起肥胖。素食主义者中瘦人居多,不是因为水果、蔬菜是低热量食物,而是因为他们都有坚持运动的好习惯。

并不是所有的人都适合吃素,最重要的是自身是否适合吃素。如果不适合吃素的人完全不吃肉的话,反而容易生病。有资料显示,一半以上韩国人的体质是需要吃肉的。

让不适合吃素的人吃素,对其是非常痛苦的。以下是一些人的体验:

"素食主义盛行时,我6个月没有吃肉,身体疲乏又无力,什么事都做不了。吃肉后反而有气力了,身体也变好了。"

"我在练瑜伽时吃素,结果却过敏了。"

"吃素后身体无力,体温降到35.5℃,过敏反应加重。在经历了这些痛苦后,我每天吃少量的肉,体温正常了,过敏现象也减轻了。但谁都不相信我的经历,这让我很郁闷。"

研究表明,只吃素的人发生血栓或动脉硬化的概率更高。根据2011年4月美国研究小组发表的资料显示,通过分析过去30年中进行的12项研究结果,发现吃素的人群中血栓和动脉硬化的发病率更高,易诱发心肌梗死和脑卒中。因为素食主义者容易缺乏铁、锌、维生素B_{12}、Ω-3脂肪酸等一系列重要的营养素,并且血液中半胱氨酸的含量高,高密度脂蛋白胆固醇(HDL)水平低,所以患心脏病的概率大。

吃素的女性体内雌激素水平降低,排卵情况也没有不吃素的女性好。2012年5月,小儿健康和人体发育研究所的研究小组以250名18~44岁女性为研究对象进行研究,结果表明,按试验量(25~30克)摄取纤维素的女性血液中的雌激素及其他与怀孕相关的激素含量都偏低。尤其是在只摄取水果等高纤维食物的情况下,容易引起卵巢无排卵的生理周期。

如果错误地食用蔬菜、水果这类本应对身体健康有益的食物，那么它们也会成为最危险的食物。2009年10月，美国公益科学中心（CSPI）以美国疾病预防控制中心（CDC）等的研究资料为基础，介绍了自1990年后在美国经常引起疾病的最危险的10种食品。其中，排在第一位的是绿色蔬菜，共引起了363起食物中毒事件，患者数达到了13 568名。这些绿色蔬菜包括生菜、圆白菜、卷心菜、苦苣菜、菠菜、甘蓝等。

素食的好处被人为夸大了，实际上营养均衡才是最健康的。营养物质不会因来源的不同而不同，也不会因其在工业化农场中大量生产而影响其本质。反省素食给动物保护带来多大帮助是非常好的现象，但为了健康而执着于吃素并不是好的方法。无论是吃素，还是吃肉，重要的是食物的量，而不是食物的种类。如果素食有益且符合身体需要，那么可以以素食为主，食用最小限度的肉就能解决营养的问题。如果不是非要吃素，最好在做好充分的学习和准备后慎重地实行。如同过度食肉有害一样，过度食素也会危害健康。

糙米是十全十美的食物吗

很多人认为糙米是十全十美的食物，但却不知道只吃糙米会危害健康，甚至危及生命。糙米中完全不含维生素A、维生素B_{12}和维生素C，铁和钙的含量也非常低。有位24岁的女性，连续9个月吃完全以糙米为主的饮食，结果身体出现莫名的疼痛，并伴随比重度败血症还严重的症状，最终导致死亡。

苹果与碳酸饮料，哪种对我们的牙齿损伤更大

英国伦敦英皇书院牙科研究所以1 000人为研究对象测定牙釉质损伤度，他们将研究对象分为"定期吃苹果的人"和"定期喝碳酸饮料的人"两组进行实验。一罐碳酸饮料的含糖量为8小匙，一个苹果的含糖量约为4

小匙。结果表明,定期吃苹果那组人的牙釉质损伤度是定期喝碳酸饮料组的3.7倍。

研究小组称:"比起喝碳酸饮料,吃苹果时果肉与牙齿接触的时间更长,所以吃苹果那组人的牙釉质损伤更严重。"并且苹果碎屑会塞在牙缝中,在刷牙或用牙线清理牙齿前会持续侵蚀牙齿。同样的道理,年糕比糖和巧克力更糟,因为食物残渣会一直残留在牙缝中。

水喝得越多越好吗

水并非喝得越多越好,而是合理地补充才有助于健康。过量的水就是毒。喝过多的水,血液会被稀释,会引起肺水肿、脑水肿或肌肉溶解。若身体快速地吸收过量的水,会引起低钠血症,造成意识不清,甚至死亡。所以,即使大量流汗后也不应一次性摄入过多水分,最好同时摄入一定量的盐分。如果一天应摄入水的量是2升,那么其中不仅要包括吃饭时喝的清汤、茶水、饮料,还要包括吃药时喝的水。如果不计算这些水分,额外再摄入大量水分,反而对健康无益。

植物油中没有胆固醇就是健康的吗

随着橄榄油在健康领域备受瞩目,很多人认为多吃植物油就有助于健康,但事实是过多摄入植物油同样会造成营养过剩。虽然植物油中不含有胆固醇,但其会促使人体内胆固醇水平瞬间上升到正常值的1.5倍,同样不利于人体健康。

多吃鱼会有害健康吗

随着Ω-3脂肪酸的功效被广泛传播,人们把它看作是灵丹妙药而无条件地大量食用。市面上出现了很多强化Ω-3脂肪酸作用的食品,海鱼也变得很有人气。但世界卫生组织(WHO)建议鱼类摄取量为每周2次左右,因为有益健康的鱼油也是有不良反应的，过量摄取反而会威胁免疫系统功能。根据英国的一项研究结果，每周食用鱼类5次以上的男性患房颤的概率更大。2012年8月，韩国国内调查结果表明，接受调查的孕妇中，10%的脐带血中汞含量超过世界卫生组织的许可标准（5.0×10^{-9}），有的甚至超标近3倍（14.8×10^{-9}）。一周吃鱼类3次以上的孕妇脐带血中的汞含量是不吃鱼孕妇的2.6倍。青花鱼、刀鱼、金枪鱼、偏口鱼等鱼类中都含有汞，且汞的浓度没有差异。

众所周知，甲基汞泄漏量的99%以上都被鱼类吸收了。金枪鱼、剑鱼等深海鱼中可能含有甲基汞，所以韩国食品医药安全局于2014年出台了孕妇、育龄妇女、哺乳期女性、幼儿等人群鱼类摄入量的规定，即每周食用1次鱼类，每次100克以下。庆尚大学海洋食品工程学系的崔钟德教授称："后背是蓝色的鱼，虽然含有$\Omega-3$脂肪酸、不饱和脂肪酸、维生素、矿物质等有益健康的成分，但孕妇或病人食用时应该慎重。"

夸大食品的功效很难带来期待中的好结果，因为即使是相同的食物，对不同的人也会有不同的功效。身体需要的，才是正确的。但是想真正了解自己的身体并寻找相应的解决办法，也是一件不容易的事情。例如，对血糖高的人而言，若盲目地摄入胰岛素，体内胰岛细胞自生的能力就会降低；若腰痛时只是一味地休息，疼痛反而会加剧。"某某营养不足，那就吃某某东西吧。"这样头痛医头、脚痛医脚的方法很有可能是不正确的。

―――――――― 第二章 ――――――――
比有害食品更糟的是错误的知识

一、存在谬误和偏见的食物知识

关于食品的错误知识源自对肥胖的错误认识

美国政府把因暴食导致的肥胖归咎于饱和脂肪酸、胆固醇等食物成分，以及存在人工合成物质、药品滥用等问题。随着分析技术的日益发展，人们更加热衷于探究个别成分的好与坏，这使得人们对食物成分的疑心更重了，结果忽略了更重要的问题——总量。

一位日本的食品添加剂销售人员披露了"很多添加剂被用于食品制造"的事实，由此开始，人们对所有的加工食品都持有怀疑态度。他写的书并没有什么特殊的内容，不外乎他一边做销售，一边了解到何种食品中添加了何种添加剂。这本书被翻译成多国语言，引起了极大的关注。这之后，虽然人们对以食品添加剂的研究尚未完全透彻，但以误解和偏见写成的书便如雨后春笋般出现了，而且非常受读者的欢迎。这些书的作者就像有正义感的内部高级研发人员一样成了偶像，书中写的那些事情也如同事实一样被人们接受。从不了解食品添加剂的普通消费者到学者，甚至是守护我们健康的医生，对此都不加批判地欣然接受。

与科学相比，人们更重视其他人的经验之谈，所以类似"我家孩子吃某某食品后变得更健康"的话就能解决基本所有的问题。在科学和经验的较量当中，最后胜利的往往是经验之谈。

一氧化二氢（DHMO）：未被察觉的恐怖物质

一氧化二氢是无色、无味、无臭的液体。每年都有大量因为过多摄入一氧化二氢而死亡的人，而由此物质引起的危险并非仅限于此：固态物质长期暴露在一氧化二氢中会引起严重的损伤；一次性过量摄入一氧化二氢会导致死亡；若与它接触会引发水痛症，患者不得不忍受近1小时的剧烈疼痛。

吸入大量的一氧化二氢后，肺部会受到致命的损伤。若救治不及时，大部分哺乳动物会在10分钟内死亡。

一氧化二氢还会给我们的膝关节和其他关节带来巨大的压力。如果没有一氧化二氢，关节受到的压迫会减少1/3。而且它的毒性很强，戒断症状也非常严重。一旦染指此物，若不再次摄取，恐怕一天都坚持不了。体温过高和身体痉挛时，会引发伴随幻觉的精神障碍和昏迷。

这样看来，一氧化二氢是不是非常可怕？

一氧化二氢是什么

· 它又被称为氢氧基酸，是酸雨的主要成分。

· 它是温室效应的元凶之一。

· 它能引起严重的灼伤。

· 它作为工业用溶剂，具有很强的溶解力。

· 它可以加速许多金属的氧化过程。

· 它能够使电力设备瘫痪，降低机械制动装置的灵敏性。

· 它已被发现存在于晚期癌症患者体内的癌细胞当中。

· 它是有害微生物的营养成分。

· 它被广泛用于喷雾杀虫剂。

· 它被广泛添加在加工食品中。

· 它被用于核能发电。

· 它被用于灭火。

· 它被使用后，即使大量冲洗也会残留污染物。

一氧化二氢的污染几乎达到灾难的程度。现如今，几乎所有的河流、湖泊和水库均可找到大量的一氧化二氢，它的污染几乎遍布全球，甚至在南极的冰川中也能找到它。企业把它排放到江河或大海中，但因这种行为是不违法的，所以没有任何阻止措施。我们应该中断一氧化二氢的污染，但是政府没有任何关于禁止生产、流通和使用的措施。事实上，海军和一些军事机构都在多处储藏大量的一氧化二氢。政府应该对污染环境和危害人类的危险物质尽快采取应对措施。

事实上，一氧化二氢的化学式为H_2O，就是我们生活中必不可少的"水"。你知道水也是如此危险的物质吗？如果相信上述那些科学谎言，那么非常有用的物质也会变为有害的物质。

没有绝对的健康

关注健康问题的人很多，同样的食物也因对健康关注的角度不同而得到不同的评价。当人们谈论肥胖问题时，提倡多食用含膳食纤维的食物；而谈论骨质疏松时，却说应注意少摄入膳食纤维，因为它会妨碍钙质吸收。

常见的自相矛盾的健康常识

· 牛奶是十全十美的食品，一定要喝VS想要长寿，就不要喝牛奶

· 鱼类含有丰富的Ω-3脂肪酸，应该多吃VS鱼类中含有大量重金属元素，应该小心

· 咖啡富含抗酸化物，一定要喝VS饮用咖啡会导致血压升高，不要喝

·蔬菜富含抗氧化物，要多吃VS蔬菜表面有农药残留，不要多吃

·巧克力富含抗氧化剂并能降压，应该吃VS巧克力是引起肥胖的元凶之一，不要吃

·零食可以缓解饥饿感，防止暴食VS零食会引起肥胖，不要吃

·盐能治百病VS盐会增加患胃癌的概率

·泡菜、大酱、虾酱对身体有益VS泡菜、大酱、虾酱是致癌食品

维生素D有助于预防癌症吗

·1999年的研究结果：不能。

·2006年的研究结果：可以使癌症发病率降至50%。

·2007年的研究结果：可以使癌症发病率降至77%。

·2008年的研究结果：不能。

脂肪和胆固醇的变身史

脂肪和胆固醇的无休止变身始于对"心脏病由饱和脂肪酸与胆固醇引起"的争论。

·动物性脂肪不好，植物性脂肪没有胆固醇，其中的不饱和脂肪酸对身体有益。

·椰子油中的饱和脂肪酸含量最高，棕榈油中的饱和脂肪酸含量也很高。

·50%以上的动脉硬化和血栓是由不饱和脂肪酸导致的，只有20%是饱和脂肪酸。

·用植物性脂肪代替动物性脂肪制作出了人造黄油，不但未解决饱和脂肪酸的问题，在生产人造黄油过程中又出现了反式脂肪酸。

·业界制作出了不含反式脂肪酸的酯化脂肪。

·大家又开始谴责酯化脂肪。

这些真的能被称为科学吗

不良知识的根本源于知识的片面性。现在，知识都被过度细分以至于一叶障目，使我们看不到真相的全貌。更严重的是，人们在庞大的知识网中，只是从局部取出一部分片面的知识来满足自己的需要，结果出现了很多与科学事实相违背的理论。如同人的肢体不能代表整个人一样，知识也不能以偏概全，但这样的情况却很常见，尤其是带有偏见时更是如此。然而学术界并不顾及这样的情况，只是埋头于发表论文。

不关心"量"的知识

对于一名体重为60千克的男子来说，肉毒杆菌的致命量是0.02～0.6微克。在有毒物质中，肉毒杆菌算是特殊的大分子量的蛋白质。

- 149.320克$=6×10^{23}$分子数（阿伏伽德罗常量）
- 1克$=4×10^{18}$个
- 0.000 000 6克（0.6微克）$=6.7×10^{11}$个（6 700亿个）

肉毒杆菌毒素是陆地上最具毒性的物质，但人们却稀释了这种剧毒物质，将其变成灵丹妙药一样使用它。虽然它的分子量大，药效能够维持很久，但6个月后也会消失，到那时就要重新注入。其他大部分物质在体内仅能存留数小时至数日，因蓄积性高而发挥作用的有毒物质大多是多环结构（如类固醇、环境激素）和重金属元素。重金属元素在体内的含量也会随着时间的流逝而减少，但需要很久，所以应该加以小心。

曾有一个电视节目误导我们要用米袋子来计算食品添加剂的食用量。这个节目指出，我们每天吃下去的有危险的食品添加剂为21克，一年为7.7千克。而事实上，这21克食品添加剂中包含大量对人体有益的维生素和矿物质，而常被我们认为危险的色素、防腐剂、合成调味料等只含0.31克。这种误导是非常不负责任的行为。

与其他国家相比，韩国算是较少使用食品添加剂的国家，而且与过去相比已经减少了使用量。以前吃一根冰棍儿舌头就会被染成蓝色，那时的小孩子们会把染成蓝色的舌头炫耀给别人看。但我们并没听说谁因为每天吃几根冰棍儿，到中年后体内存留了食用色素。从20世纪70年代开始，误用、滥用食品添加剂的现象已经减少了。因为不小心、不注意而误用、滥用食品添加剂的时代已经是过去时了。2007年，食品药品安全局调查韩国国内合成色素摄取量的结果显示，假设只吃含色素的食品，体内也只不过摄取了食用色素容许量的0.01%～16.4%。以高摄入群体为对象进行调查，虽然出现了占容许量32%这样极端的个别数值，但绝大部分调查对象都是安全的。

2013年3月，针对香肠这一产品，食品药品管理局对市面上流通的37个品种、610件产品的防腐剂含量进行了调查。结果显示，每天食用容许量最大值是0.89%，这是一个安全值。所谓每日食用容许量是指即使一生中每天都吃也无害的、每千克体重每日摄取的量。在奶酪、鱼肉加工食品、肉干等食品中检测出的防腐剂含量，即使是含有防腐剂最多的食品，其防腐剂含量也在容许量的1/4以下，是安全的。在受检的食品中，有一半完全不含防腐剂。

能够使用防腐剂的食品，只占食品种类的极少部分。50%添加了防腐剂的食品中，防腐剂的添加量也只是容许量的1%。因此，能够影响健康的防腐剂食用量，是现在我们吃的10 000倍。

重金属元素沉积、农药残留是问题吗

韩国人的重金属元素摄取量并不比其他国家高，是在安全标准内的。因为近年强化了对工业废水的管理，水质改善了，海产品中重金属元素的

含量呈现出减少的趋势；残留农药含量也已经达到无须冲洗水果表皮即可直接食用的标准。食品药品安全局在2007—2008年分析了在韩国各地著名超市和市场销售的苹果、梨、柿子、葡萄等4 776件水果类食物的残留农药量。结果显示，其中4 767件（99.81%）水果中未检测出残留农药。即使有残留农药，其含量也是无须清洗、可直接食用的程度。现在人们使用的农药几乎不会潴留在体内，像过去使用的DDT（又名滴滴涕、二二三）这种农药已经停产、停用，也不允许进口。毒物学家布鲁斯·埃姆斯称："德国人一年摄入的残留农药非常少，只有一杯咖啡中含的致癌物那么多。"韩国也没有什么不同。

主张某种食物对某种疾病有帮助、有效果的人并没说明需要食用多少量才会有效。即使食物中含有某种有益成分，若想达到对健康有益的目的，也需要食用比平时多"非常多"的量。对身体有害的食物也是在长时间食用后，其有害物质的量累积到超出安全范围的100倍以上时才会变成毒素，对身体造成伤害。但是，一旦检测出某种食物中含有某种不利于身体健康的物质，即使其含量在安全范围之内，也会造成大家的恐慌。

对暴食的人而言，没有比少吃更有效的健康方法。一旦过多食用，再好的食物也无法达到按正常量食用所能达到的效果。希望现在再说某种食物好或不好时，能同时说出其食用量。**不说明食用量的食物知识，是无用的垃圾知识。**

汉堡是不健康的快餐食品吗

如果说点餐后马上能端上来的食品就是快餐食品的话，那么韩式拌饭也应该算是快餐食品。拌饭比任何饭菜上得都快，但准备拌饭却比准备其他食物更繁琐。快餐不应该是指事先准备好、点餐后能快速上菜的食品，而是指那些能被快速食用的食品。快速进食很容易导致我们在产生饱腹感前过多地摄入食物。那么，作为快餐代名词的汉堡真的是不好的食物吗？

　　曾有外国新闻报道称，2011年5月17日，在美国威斯康星州居住的戈尔斯基先生（57岁）吃掉了一生中第25 000个巨无霸汉堡。患有强迫症的戈尔斯基先生始终保管着他吃掉的汉堡收据。从这些收据中，可以了解到：他自从1972年在麦当劳吃掉第一个汉堡开始，39年间，他平均每天吃掉1.75个汉堡。按照这样的趋势，到2040年他86岁时，吃掉的汉堡会突破40 000个。令人惊讶的是，他的血液胆固醇水平是正常的，体检结果显示他的胆固醇值为156毫克/分升（数值在200毫克/分升以下均属于正常值）。

　　无独有偶，有的人只吃商店中销售的各种奶油、蛋糕、快餐、饼干等食品，10周时间，体重由90千克下降到78千克，人们经常提到的坏胆固醇（低密度脂蛋白，LDL）水平也下降了20%。美国堪萨斯州立大学的营养学者马克·霍普教授称，他10周内只吃商店卖的"垃圾食品"，不仅体重下降了，而且血液中各种血脂指标也降低了。他平时要吃2 600千卡（约10 878千焦）的食物，而商店里的食品热量只有1 800千卡（约7 531千焦）。延世大学医科部的尹方富教授也在《为汉堡辩解》的文章中指出，消费者对快餐存在误解的问题。

　　不知从何时起，汉堡成了"公众的敌人"。直到现在，大众传媒仍毫不犹豫地指出汉堡是"肥胖的原因"和"慢性病的主犯"。汉堡真是有害食品吗？从结果上看，汉堡真的是被冤枉了。汉堡是营养均衡的好食品，如果正确食用则无须担心会肥胖。

　　在说明理由之前，要从韩国人对饮食所持的偏见和对饮食文化存在的错误认识开始讨论。在韩国并没有系统的关于健康的理论基础，各种荒唐可笑的健康秘诀、医疗常识和各种民间俗谈被理论包装后，就堂而皇之地出现在大众面前。人们总是将食品分为"长生不老的灵丹妙药"和"绝对不能吃的有害食品"，这样一来，对饮食的偏见就越来越多了。

　　名为"素食至上主义"的荒唐理论在美国也引起过热潮。一位名叫斯图尔特·博格的记者在电视中介绍过"吃素食和维生素能预防慢性病、癌症及各种疑难杂症"。有名气的演员、权贵、社会名流都很信奉此说法，于是博格一时成为名人。他自创了名为"南安普顿减肥"的保健品品牌，赚了很多钱，但他却在40岁时猝死了。

汉堡是牺牲在偏见中的代表性食品。大部分汉堡以煎牛排为主要材料。煎牛排是用剁碎的牛肉加入鸡蛋、面包粉、炒过的洋葱等材料制成圆饼后，再在平底锅中煎烤后制成的。把煎烤好的牛排夹在用面粉制成的面包中，再放入生菜、洋葱、西红柿、胡椒粉、盐、番茄酱等材料，就制成了汉堡。

要达到每日胆固醇摄取量的上限，需要吃10个汉堡。1个汉堡的热量（约2 469千焦）与我们平时常吃的菜相比，相当于一碗参鸡汤（约2 929千焦），或是一份炸酱面（约2 803千焦），或是一份豆腐饭（约2 427千焦）。吃汉堡本身对健康无害，只有在过量食用的时候才对身体有害。但实际上无论什么食物，多吃都不利于健康。汉堡中含有均衡的碳水化合物、蛋白质、脂肪、钙等营养物质，因为可以一次性摄入面包、肉、蔬菜（西红柿、生菜、洋葱）等食物，所以它并不会造成偏食，反而比任何食物都营养均衡。

结果，在大众传媒对"健康食品"过度包装、把快餐称为"垃圾食品"的社会氛围下，人们对汉堡产生了误解。尤其是在把汉堡当成间餐的韩国，人们除了日常三餐外，还要加餐。每日食物摄入总量增加了，体重当然会增加，于是汉堡就成了罪魁祸首。人们总执着于食品的种类是健康的，还是不健康的。想吃汉堡，却又存在"吃汉堡胆固醇升高，会生病"的想法，没吃又会感到沮丧。真矛盾啊！

想吃什么就买什么，这才是真正的幸福。食物本身没什么好坏之分，问题在于暴食、偏食、不健康的烹调方法和错误的饮食习惯（过辣、过咸、烧烤等）。想吃就吃，并改掉吸烟、过度饮酒、不运动等不良的生活习惯吧。请您选择"吃好、活好"的道路，剩下的事情就由我们的身体来决定好了。

二、科学实验的结果都是正确的吗

我们偶尔会看到令人失望的研究结果，比如给某种与人类基因相似程度达到60%的微生物喂食某种食物，微生物被杀死了；或者给某种昆虫喂食，昆虫死了；或者某种食物放在鱼缸里，鱼都死光了。

与微生物、昆虫和鱼类相比，狗与人类的关系更密切。狗是一直陪伴在人类左右的动物之一，但狗却不能完全吃人类的食物。如果动物肝脏吃多了，狗会发生维生素A中毒。狗的体内可以合成维生素C，所以没必要额外补充。狗若过多食用富含水分的水果或蔬菜就会拉肚子，所以要特别禁止食用苹果、杏、樱桃、桃子、鳄梨、葡萄和西红柿。对狗来说，蔬菜是不好的，难道对人类来说也是不好的吗？狗没有必要补充维生素C，难道人类也没有必要补充吗？

因为不能用人类做安全性实验，所以只能用动物代替。但在设计实验的时候不应该存在偏见，应当公正。为了获得人气和迎合时代的想法，只公开那些符合时代需求的研究结果，这样是不可取的。但这样的事例还真不少，比如说巧克力好，就全部出现巧克力有益的报道；若说巧克力不好，就出现对它不好的评论。是否还记得曾经有段时间都是咖啡有害健康的研究报道，而现在又说咖啡有益健康。这并不是因为巧克力或咖啡的成分发生了变化，而是迎合潮流的研究增多了。

以前有研究证明糖精、合成色素等有害健康，但真相并非如此。众所周知，减少水分的摄取容易形成结石。如果不排出结石，会有致命后果。如果我们把不溶于水的物质过量注入实验用的小白鼠体内，其中有少部分会渗透出血管，这部分物质很容易在肾脏或膀胱中形成结石。即使是很小的结石也可能会引起炎症，而炎症严重时会诱发癌症。这个实验忽视了被实验物质的溶解度，从而得出了该物质会导致结石，而结石又因为炎症导致癌症，所以该物质是致癌物的结论。

这个实验结果给食品业界带来了巨大的冲击，有的制造商因此自杀了。虽然后来证明了该物质并无危害，但并没有人承担责任，人们对食品的不安全感也没有完全消除。这样的实验跟随潮流，于是受到关注，而很多科学实验因为不符合人们的胃口，所以不被认同。

三、增加了成分标注的食品就能放心食用吗

以前在食品包装上会标出5种重要成分，并标明添加了哪些人工防腐剂、人工色素等成分。而近来有关部门要求把食品所有的成分都公开，连在半成品中添加的成分都要标示出来。以消费者的耐心，是很难读完所有内容的。食品开发者和包装设计者必须列出世界上最详细的标注事项并确认无误。日益复杂的标注制度是为了强化消费者的知情权，还是仅仅为了避免使用有害成分呢？

食品包装上对过敏原的标注也非常多。含蛋白质多的食品都能引发暂时性过敏，虽然在食品标签中没有被标注出来，但这并不意味着它们就是安全的。不管过敏原的含量多么微小，现在都要求标注出来。虽然很少的量就会引起过敏，但也不是没有限度的。在一定浓度以下时，过敏原的致敏性会变弱，这就是为什么在治疗过敏时少量摄入引起过敏的物质会增强免疫系统功能。但在食品中，即使是1千克食物中仅含有不足1毫克这样的微量，都要标注出来。在食品制造过程中，很难排除混入其他物质的可能性，也很难确定构成原料的成分，而生产者被要求说明混入其他物质的可能。那么，到底是为了什么而设立了标注制度呢？就像对过敏患者说"世界上到处都有过敏物质，什么也别吃了"一样不现实。

食品成分标注制度始于1980年美国与肥胖作斗争的时期，是依据当时情况制定的。美国的肥胖战争以失败告终。事实证明，用标注食品成分来限制脂肪和热量的减肥方法是无效的。同理，从很久以前开始，家长们就减少购买对儿童有害的可乐，但肥胖儿童仍然在不断增加。想用提示来解决暴食问题是不会有效果的，就像即使标出"吸烟致癌"一样，也对戒烟没有效果。虽然起初会引起关注，但很快就会被遗忘，最终公众将习惯这些标注。虽然花费了很多研究费用，并增加了很多开发产品的标注事项，但国民的不安全感却加重了，真不知道这样做是否正确。

食品业界的营销趋势——"无"的营销理念

对于食品安全事件，食品制作公司最常见的应对方式是"无应对"——即使认识到自己的错误也不做应对，希望悄悄地蒙混过去。因为如果回应了会变得更麻烦，而且也赢不了舆论，于是就这样放弃了。因为消费者很容易忘了发生的事件，但会在头脑中留下不好的印象，并认为"大企业不做应对，肯定有什么问题"。

最近常见的市场营销方式是跟随市场潮流，其中最稳妥的就是"无添加营销"，但是这也存在问题。

· 所有的碳水化合物都是糖类，即使没有额外加入糖，也不能标注"不加糖"或"无糖"。

· 所有的蛋白质中都含有谷氨酸，谷氨酸游离出来就会形成谷氨酸钠（味精成分），所以现在也不标注"无MSG（味精）"。

· 标注"无脂肪"很容易，但脂肪含量低的食物不容易产生饱腹感，反而容易吃多导致肥胖。

· 用钾盐代替钠盐的"低盐食品"也很危险。

· "不含防腐剂"的说法也很模糊，因为所有的酸味剂、食盐、作料，甚至是糖类和维生素C都有防腐功能。

·稳定剂是增稠多糖类物质效果最好的水溶性食物纤维，"无稳定剂"的说法也没有什么可自豪的。

·"无乳化剂"的说法也是模糊的。除了水和油，所有的物质都有乳化功能，尤其是在食品中有蛋白质这个实质的乳化剂。乳化是脂肪代谢的基础，所以像卵磷脂这样的乳化剂还是保健食品。

·世间万物都是化学物质，所以"不添加化学物质"这句话等于白说。

·"不含添加剂"也没什么可自豪的，因为维生素、矿物质也是添加剂，天然添加剂也很多。

这样的"无应对"只能增加消费者的不满。认为"不使用某某物质"就会"变得更安全"，这是错误的。很多消费者会担心"以前使用的添加剂现在不添加了，原来是因为不好呀！那现在也会有很多产品使用吧"，这样想是不对的。"使用了天然物质"这句话只能让大家产生"合成的是不好的"之类的误解。

不好的营销理念在食品制造界滋生

常见用语	暗 示	实 际
自然／天然	有益健康	在天然环境中毒性更强
无化学物质	安全、有益健康	万物皆为化学物质
合 成	不是天然物	经过改革或者是创新生产出来的物质
传统的	可信	只吃传统食品，但祖先们并不长寿
单 纯	完整的	浓度高，应小心
纯 粹	有益健康、安全	自然界中的食物成分最多种多样

食品虽然安全，但"健康专家"依然在提倡减少危险要素。所有的规定、质量跟踪体系、标注事项都变得更严格了，消费者本应对食品应该更放心，但事实并非如此。越是重视，人们的不安全感越强。食品业界技高一筹，开始采取"不含化学性合成品酪蛋白钾的咖啡""天然维生素"等营销方式，这种营销方式增加了消费者的不安，并使消费者口袋里的钱减少，而且这样的营销还在逐渐增加。

四、精制：食品越白，对身体越有害吗

不食用添加剂、加工食品，即便平时一日三餐只吃普通的食物，肥胖和慢性病的患者人数还是在不断增加。对于这种现象，被最多引用的理论是"精制不好"——精制食盐、精制白砂糖、精制面粉、精制大米都是不好的。

甘蔗原糖中富含维生素和矿物质。为了得到白色的砂糖需要进行"漂白"，于是人们谴责在精制的过程中把营养全部除去的做法。白砂糖中99.98%是蔗糖，所以白砂糖是单纯的碳水化合物；而红糖中97.02%是蔗糖、1.35%是葡萄糖、1.11%是果糖，几乎与白砂糖成分相同，既不含蛋白质、脂肪和脂溶性维生素，也没有维生素C，只有微量的B族维生素。正常饮食是不会缺乏B族维生素的，虽然在白砂糖精制的过程中损失了微量钙和铁有些可惜，但即使没有损失，在无蛋白质的状态下，它们是否能被吸收还不确定。白砂糖却因钙、铁含量少而得到恶评。

缺乏铁和钙的植物很多。有人批评因为精制导致甘蔗原糖中大部分的营养都被除去了，其实我们不清楚这到底是什么意思。但仔细想一想，如果没有营养，是绝不会长胖的。在过去，对穷人来说，如雪般洁白的大米和面粉永远是憧憬的对象。它们味道好、易吸收，是富人才能吃到的美味。但现在是肥胖率升高的时代，不易消化的黑米（玄米）和黑面粉（全麦面粉）却受到称赞。而事实却是：肥胖不是因为精制，而是因为暴食，

"精制"只是一个大家都能接受的借口。

在精制的过程中，不光是有益健康的部分被除去，食物中有害的成分也会被一起除去。精制基本上是提纯（纯度增高）的过程。人们称"纯天然是好事"，但实际上，大自然是多种多样的，只有通过精制才能"纯粹"。不通过精制的话，有些食物根本不能食用，食用油就是如此。若不精制，食用油会因酸价（毒性）高而不能食用，所以有些物质如果想作为食物就一定要经过精制。

因为在精制后，会继续引起酸败变质，所以最好食用新鲜的油。牛油（牛脂）也是在精制后才能食用，未精制的牛油被称为工业用牛油，出售这种牛油会置企业于水深火热之中。无论是豆油、椰子油、牛油，凡采集来的油一定要经过精制。与精制后进口相比，最好先进口再精制，这样才会给消费者带来更新鲜的油。精制前进口来的油（仍为非食用）叫工业用油，未精制却出售的做法更是错误的。

需要精制的原料非常多。精制有害论是一种牵强的理论。虽说是工业用，但与食品用并没什么不同，只是没精制到食品用的程度罢了。食盐可以食用，也可以药用于生理盐水、漱口水或是竹盐，还可以用于农业（饲养家畜）和工业。有广告称"食用天然树胶是好的"，可是"天然树胶"是指原封不动地从大树口子上流出的液体，还是经过精制除去了杂味和水分的食物呢？

五、乳化剂会促进有害物质的吸收吗

对于生产保健食品的企业而言，用食用乳化剂把水和油混合在一起，就能挣大钱。DHA[1]（二十二碳六烯酸）、EPA[2]（二十碳五烯酸）、辅酶

---

[1] DHA是神经细胞生长及维持的主要营养物质。

[2] EPA是鱼油的主要成分。

Q10[1]、CLA[2]（共轭亚油酸）、维生素E、番茄红素等是很多功能性保健食品的原料，但它们都不溶于水，所以无法添加入饮料等产品。乳化剂的主要作用是使互不相溶的油（疏水性物质）和水（亲水性物质）形成稳定的乳浊液。

乳化剂的大部分用途其实与水完全没关系，所以指责并不溶于水的食用乳化剂能帮助有害化合物的吸收，这真是太荒唐了。举个简单的例子：酒精的疏水基（$-CH_2-$）和亲水基（$C-OH$）各占一半，是理想的溶剂，所以很多物质的溶解度借助酒精而增加了。不是乳化剂的酒精能帮助有害物质吸收吗？恰恰相反，很多时候它是作为药物来使用的，比如很多人喝药酒或果酒，就是利用了把食物或药材放在酒里会更好地析出其有效成分这个功能。很多物质不溶于水，却能很好地溶解在酒精中。在药物中也有很多成分不溶于水，但溶于酒精。把药和酒一起服用，能提高药物的吸收率，但也会出现其他的不良反应。世界上并不存在摒弃酒中的有益成分、只帮助吸收有害成分，或者摒弃有害成分、只吸收有益成分的这种智能选择功能。

因此，乳化剂无法选择让人体吸收哪种物质。希望不要再出现"乳化剂摒弃好的化合物质，只帮助有害物质吸收"这样的无稽之谈。

六、其实99%的毒素来自"纯天然"食物

我们经常会听到通过某种动物或植物发现具有惊人效果的新物质的消息，并且这些具有神奇功效的新物质都只存在于"天然食物"中。发现者常常因其对人体"无害"而倍感自豪。问题来了，果真"天然的"就有安全保证吗？

---

[1] 辅酶Q10是一种脂溶性抗氧化剂，具有提高免疫功能、延缓衰老的作用。

[2] CLA是普遍存在于人和动物体内的营养元素。

　　詹姆斯·科尔曼在《危险的自然》一书中称，在我们食用的（包括蔬菜或水果在内）所有植物性食品中，几乎都存在天然致癌成分。通过给动物注射大量天然化合物或人工化合物的实验来看，几乎一半以上的化合物都是致癌物，只不过我们平时不会像在实验中那样大量摄取致癌物罢了。即使是致癌物，少量摄取也不会对身体有什么危害。

　　植物可以自己制造"天然杀虫剂"。通过对在自然界中获得的64种植物"杀虫剂"的实验结果表明，其中35种植物"杀虫剂"含有致癌物。例如，在烘焙咖啡中发现了1 000余种化学物质，对其中26种做实验，结果发现有19种可以致癌。我们吃的常见食品中有43种被证明含有致癌物，并且最少含量在$1.0×10^{-7}$以上，其中包括花椒叶、鼠尾草、迷迭香、百里香等香料。美国人平均每天能吃掉1.5克的天然"杀虫剂"，这相当于进入体内的人工杀虫剂残留物的10 000倍。

食品安全事故大部分是源于天然食物中毒

　　我们平时吃的食物是经过精挑细选的，有害成分的浓度不高，很安全。但天然食物中却未必不含有毒性成分或致癌物质，越是天然的食物越难管理。天然的食物不可能完全安全，很容易令人掉以轻心，引起大的事故。天然食物事故大部分都是由外部原因引起的，具有代表性的是食物中毒。实际上，天然食物中毒事故占食品安全事故的大部分，认为"很多食品安全事故是由食品添加剂造成的"不过是人们的偏见。

　　大家都说天然的食物是"无毒的""无害的"，然而人体内天然的防御系统——免疫系统会对部分天然食品产生自发的免疫，也就是过敏。食物过敏原主要来自于牛奶、鸡蛋、各种坚果（花生、核桃、杏仁等）、大酱、面粉、水产甲壳类（螃蟹、虾、龙虾等）、鱼类（秋刀鱼、青花鱼等），这些食物占过敏原的85%～90%。小孩主要易对牛奶、鸡蛋过敏，大人一般易对坚果、水产甲壳类食物过敏。

　　我们担心的重金属、环境因素等问题，都是因其他产业的废弃物污染食物造成的。现在已经不存在未被重金属污染的地区，由于大气循环，曾经所谓的"清洁地区"——北极的汞浓度反而是最高的。陆地上的肉食动物种类不多，而海中的生物大部分是食肉的。例如在深海生活的金枪鱼，作为上层捕食者，其体内的汞浓度很高。无论何时，海鱼的重金属含量都是最高的，与之相应的，以渔业为主的渔民体内重金属蓄积也是很多的。如果您喜欢吃草食动物（家畜）的肉，那么可以不必担心重金属超标，但可能有患心脏病的危险；如果您喜欢吃食肉鱼类，那么可以不必担心患上心脏病，但重金属超标的危险却增加了。

　　但是，适当地食用这两种食物是安全的。天然食物的产地和品质是不同的，所以不好管理。比如那些不易保存的新鲜食品，可能在检查结果出来之前就被食用了。对于正规的食品生产企业，在食品制作过程中不会使用那些对身体有危害的化学物质。虽然在食品中使用的添加剂可能会被误用、滥用，但若管理彻底，反而比天然食物更加安全。天然的食物大部分是安全的，但掉以轻心还是会很危险，因为引起食品安全事故的往往是天然食物。

健康是靠自然而来

　　很抱歉，现在并不存在"纯天然"的食物。我们吃的食物可以说都是工业化的产物，无论是畜牧业，还是种植业，其品种和生长过程都是人为干预过的。我们食用的食物大部分是不能在自然状态下生存的，要依靠苗商或养殖场培育出来，那些作为食物的生物放在野生环境中过不了多久就会绝种。那么，在开始正式育种的200年前，就没有基因突变发生吗？

　　代表性的例子就是香蕉。原本香蕉的果实中有很多、很大、很硬的籽，是不能食用的。人们为了吃到没有籽的果实，于是人工种植了它，培育出了没有籽的突变品种。人们以增加产量为目标对香蕉进行了异种杂配，所以现在的香蕉变得与原种完全不同，成为只靠人工嫁接繁殖的无籽品种。

其他的例子还有很多。自然界中的番茄有5500种，但其中只有0.25%的品种可供人类食用。鸡原本是野生禽类，在经历了险遭灭种的禽流感后，存留下来的品种中又选择了鸡蛋产量翻3倍的品种养殖到现在。奶牛的产量更是达到了机械化的程度，每天最多产58千克牛奶，可以装满290个容量为200毫升的牛奶袋。如果奶农的前辈们看到这样的产量，会说现在的牛真是神奇的新生物。

熟透的稻谷总是谦虚地低着头，玉米熟透也会那样垂着。但是在自然中，植物的状态却不是这样的。最初，稻谷的穗是直挺挺地立着的，这样成熟后的籽才会蹦得很远，以便在周围撒种。但因人工培育导致基因突变，籽不再掉落，而是连在一起。人类继续选择基因突变的品种，人为地培育种子，结果形成了成熟后种子不掉落的人工品种。也就是说，现在的稻谷其实是人工干预的品种。最初的天然稻谷已经转变为只为人类需要而生产种子的品种，并且出现了不能以自然授粉方式培育的基因变种。

虽然人类的转基因技术进步了，但与育种技术相比还差很远。偶尔会成功利用转基因技术注入一两个制造特定化学物的基因，但现在还没有开发或培育出超过现有玉米产量3倍的综合转基因技术。我们的先辈由野生玉米培育出现在的玉米是一个奇迹，与此相比，GMO（转基因生物）还处在很落后的水平。

我们需要转基因技术。随意相信转基因食物的安全性而引进的做法虽然很愚蠢，但也不能因此而否定之前数十年转基因技术带来的成果。并且基因变异只在蛋白质部分发生，剩余部分中不含转基因，所以在选择引进品种上应该小心，无须怀疑根本不用担心的脂肪或淀粉。

食品安全事故大部分是食物中毒，加工食品会通过脱水、杀菌、配合比率最低化来减少食物中毒的发生。最近没听说因食用加工食品引起食物中毒的报道。天然食物中水分多，并且不进行杀菌这道工序，所以有食物中毒的危险。举例说明，在农家肥中微生物很多，虽然用这种天然肥料育成的蔬菜制作成的沙拉对身体有益，但也有食物中毒的可能性。

石油100%是天然的，三白（砂糖、食盐、味精）是天然的，脂肪也是天然的，大部分的致癌物或有毒物质都是天然的。说"天然的"不好时，就以未经过精制等加工过程作借口，而因加工变好的情况则完全不提，比如所有天然食用油不经过加工（精制），会因酸价高、有毒性而不能食用。除此之外，在我们食用的日常食品中，因未煮熟或不经加工形成的毒素也很常见。

最初促进工业大规模生产合成香料与合成色素的原因是：虽然天然食物中的香料味道都很浓厚，颜色看起来也很重，但实际存在的量却非常少。大自然以非常少的量产生了大量的香气和颜色，人类只是模仿这一点就得到了很大的利益。所谓的"天然"和"纯粹"，那都是不正确的，只是一种营销手段。在一杯刚挤出的白色牛奶中，最少包含10万种化学物质。即使只提取原豆咖啡，其中包含的香气物质也足有1000多种。所谓"天然"并不是单一、纯净的物质，而是繁多物质的集合。

七、"毒""药"本同源，只是量上有差别

毒，并不是单独存在的特定物质。毒与药是同源的，是毒，还是药，其实是由量的多少决定的。即使是众所周知的剧毒物质，如果不断稀释，也一定会出现不起任何毒性的量（NOEL：最大无作用量），甚至有些毒药可以作为药物来使用。

再好的药物，如果使用过量也会变成毒药。使用药物时，医生明确地区分了药性范围和毒性范围，但更多的时候，药物的药性和毒性（不

良反应）是同时发挥作用的。在分子层面上，药物成分并没有好与坏之分，只是对不同系统起着不同的作用，在不同的环境中发挥着不同的作用而已。

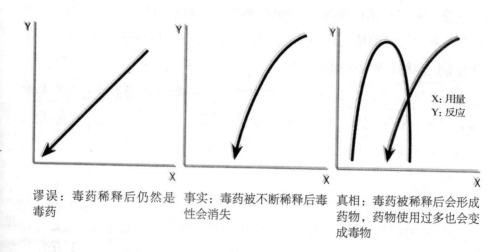

谬误：毒药稀释后仍然是毒药　　　事实：毒药被不断稀释后毒性会消失　　　真相：毒药被稀释后会形成药物，药物使用过多也会变成毒物

X：用量
Y：反应

氧气原本也是毒

古生物学者皮特·伍德称，世界上最必需也最具毒性的气体是氧气，它既能赐予生命，又能夺走生命。20世纪40年代，早产儿的视网膜病变突然在各国暴发，这种视网膜病变大部分发现于刚出生几个月的婴儿，也有很多婴儿因此病而死亡。从1945年起，为了预防这种疾病，医学界提出了一次性给所有早产儿吸入氧气的建议，但之后早产儿视网膜病变却急剧增加。从时间上看，两件事情的关联性很明显。人们认识到吸氧是引起疾病增加的原因，但足足等了12年才有相应的应对措施。"氧气怎么可能是有毒物质"的想法使大约10 000名儿童失去了视力。

长期支配地球并改变地球上所有物质的支配者，是一种叫作"蓝藻"的细菌。这种细菌独自或通过与真核细胞共生来为地球提供氧气。需要在无氧环境下生存的厌氧菌要生活在地球上，如何适应氧气的毒性是其生存的一大问题。氧气还是植物使用后又扔掉的危险"排泄物"。而人类在活用"危险气体"——氧气上产生了很大的飞跃。

氧自由基使我们的身体蒙受了巨大的损失。氧自由基是在细胞内的线粒体分解葡萄糖制造能量的过程中产生的。它虽然只是短暂存在，但反应性很强，很容易损伤身体，有80%的慢性病是氧自由基导致的。因此，可以阻止氧自由基的抗氧化剂成了焦点。颜色深的水果和蔬菜含有很多抗氧化成分，所以非常受消费者欢迎。

但大部分研究结果表明：维生素C、维生素E和葡萄酒含有的多酚物质、单宁等各种抗氧化成分并不能延长寿命。若想延缓衰老，小心地减少氧自由基是最好的选择。为了不让氧自由基大量产生，应该从把住入口做起。

然而，在维持生命的过程中，氧气又是必需的。已经适应了氧气的我们常常为血氧饱和度过低而烦恼，因为供氧不足会引起各种不良反应。由于氧气几乎不溶于水或血液（氧气在水中的溶解度低于0.035克/升），因此我们的心脏每天要提供500升血液（按重量计算就是800克的氧气），需要循环100吨充满血红蛋白的血液才能实现。氧气的溶解度若稍高一点儿，血液中就不需要那么多的血红蛋白了，对糖类（糖尿病）和脂肪（心脏病）也不会那么敏感。

孩子讨厌蔬菜的原因

为了生存，植物必须分泌一些有害的化合物用以抑制身边其他植物发芽、生长和繁殖。这样的生物现象叫作植化相克（allelo pathy），也称为化感作用、他感作用。在希腊语中，"allelon"是"互相、相互"的意思，"pathos"是"有害、妨碍"的意思。

他感物质以乙烯、生物碱、不饱和内酯、苯酚，以及其衍生物而广为人知。青霉分泌的化学物质——青霉素杀死其他细菌，这便是他感作用的一个例子。从青霉到草地上随处可见的三叶草，没有不分泌他感物质的植物。松树从根部分泌名为单宁酸的他感物质,以促进它自己的孩子——幼松的生长;鼠尾草是在美国加利福尼亚州生长的一种灌木,能够分泌挥发性萜烯;北美的黑色核桃树会分泌胡桃醌;桉树则能够分泌桉树醇。这些分泌物都是从植物体内、落叶和根部喷发出来的,用来抑制土壤中其他植物或生物的生长。

因为香草和天竺葵具有清新的香气,所以人们经常在室内种植它们,但这些植物同样有他感作用。平时静静地放着,它们并不会放出气味,但一旦刮强风或是人为地稍稍碰触它们,就会马上释放气味。发芽的土豆中含有的茄碱毒素及大蒜抗菌性物质——蒜素,都是植物用于自我保护的物质。无论是哪种植物都会释放自我防御物质,产生植物毒素。它们为了存活无所不用其极。

——权五吉,江源大学生物系名誉教授

小孩子喜欢甜味,不喜欢苦味,所以苦味(自我防御物质)重的蔬菜不符合孩子的口味。如果逼着孩子吃,反而适得其反,应该让孩子慢慢地习惯。家长不妨反其道而行之,与其强硬地喂孩子吃蔬菜,不如劝他慢慢适应。像煮熟的大蒜或葱这种味道浓烈的食物,家长就要说"吃这个好像年龄还小,但要不要挑战一下?"开始少给一点点,孩子接受起来会容易些。让孩子接收新的食物需要充足的时间,多劝几次,熟悉味道后孩子就不会反感,会欣然接受了。在这个过程中,一般需要反复劝说约7次。不要公然说"好吃"这种谎话,实际上说"现在可能感觉不好吃,但长大后就知道味道了,要不要先挑战一下"这样做更好些。

忽视了小孩子的口味,让他们吃蔬菜就会很困难。其实不强迫孩子去吃,随着年龄的增长,他也会尝试去吃。不要忘记,孩子具有比想象更灵敏的嗅觉,并且他们经常怀疑周围的事物。

肉毒杆菌毒素是剧毒，也是药

肉毒杆菌毒素是由微生物制造的世界上最具毒性的物质，1克能使数十万人丧生。无论天然物也好，合成物也罢，它都是当之无愧的最强的毒性物质。它的毒性是氰化钾的20万～30万倍，比人工合成毒物中最强的VX气（生化武器之一）还强300～50 000倍。

肉毒杆菌毒素是剧毒物质，因为它可以阻断神经传导。10个肉毒杆菌毒素分子就能抑制1个胆碱能突触，如果是阻断心脏的神经传导，人马上就会死亡。神经虽然只占据着人体的很小部分，但却起到开关的重要作用，很少的毒素量就可以使之麻痹。说"0.000 000 6克肉毒杆菌毒素就能致命"听起来确实很可怕，但如果说是"6 700亿个分子"就容易理解了。它不破坏神经细胞，只是阻断神经细胞传递信息。虽然毒性会随时间流逝而消失，但心脏不可以有片刻的休息，因此这是致命的。

这种致命的剧毒毒素现在却正在作为药物被广泛使用。我们熟知的用途之一就是美容。肉毒杆菌毒素可以阻止乙酰胆碱（一种神经递质）的释放，阻止神经传导。利用这一作用可以麻痹面部肌肉，因此脸上就不会长皱纹。到了20世纪70年代，美国眼科医生艾伦·斯科特博士开始把这种毒素用于矫正由于眼部肌肉过度紧张而引起的斜视。进入80年代，它又被用于眼睑痉挛、小儿脑性瘫痪的治疗。最近，肉毒杆菌毒素更被用于治疗多汗症、神经源性膀胱痉挛、头痛等疾病。1995年开始，韩国食品药品监督管理部门承认肉毒杆菌毒素可以作为斜视、眼睑痉挛的治疗剂，并允许其用于治疗小儿脑性瘫痪、颈部异常紧张、多汗症、与脑卒中相关的局部肌肉僵硬、去除眉心皱纹。很多医生也会用肉毒杆菌毒素治疗尿失禁和便秘。由于肉毒杆菌毒素能在一个部位作用很久，因此作为药物使用时需稀释数百倍。稀释后肉毒杆菌的作用在6个月后会消失，那时就需要重新注入。

　　所有肌肉的运动都是以神经传导和钠泵运动产生电位差来维持的，若阻止了这两条传导途径，所有肌肉都将动弹不得。能够阻断神经递质乙酰胆碱分泌的物质有肉毒杆菌毒素、眼镜蛇毒和蜘蛛毒等；使钠泵通路不能关闭的毒素有西卡毒、鱼肉毒、海葵毒、箭毒蛙毒和蝎子毒等；使钠泵不能张开的毒素有明太鱼毒、贝类毒等。除此之外，也有能够阻止神经细胞中的钾或钙传递的毒素。因为神经传导需要很少量的神经递质就可以完成，所以非常少量的毒素就可以致命。但如果是在产生毒性的最小剂量以下，则是完全没有不良反应和储存性的。区分有毒或无毒的标准很明确，只要不超过危险剂量，就完全没必要担心。

兴奋毒素

　　很多人认为砂糖是兴奋毒素，会引起多动症。多动症在韩国并不多见，但在西方国家则严重得多。有人做了每天摄取砂糖12次以上与多动症发病关系的实验，结果表明，在任何情况下都未发现摄取砂糖与注意力不集中或多动症有关。科学家也做了关于父母反应形态的实验，结果表明，实际上孩子并没吃糖，但却被认为吃糖了，那么父母就会认为他有多动症的倾向。孩子的行为差异是根据父母的想法不同而有差异的。

　　与砂糖一样，MSG（谷氨酸钠，俗称味精）也被认为是干扰大脑细胞正常活动的兴奋毒素，这真是轻率又危险的知识。MSG是谷氨酸的钠盐，而谷氨酸是动物脑中的兴奋性神经递质。我们能够维持清醒状态，有一半的功劳要归功于谷氨酸。如果没有谷氨酸，我们就会处于昏迷状态，认知、记忆和学习都是不可能的。尤其是谷氨酸在大脑的海马或大脑皮质中，起到强化长期记忆的重要作用。相当一部分的阿尔茨海默症患者就是因为大脑中的谷氨酸不足而患病的。

　　但是，我们吃的谷氨酸钠并不能直达大脑，因为大脑的阻断性很强。谷氨酸与胆固醇一样，需要经自身合成才能使用，不能从食物中直接摄取。所以，为了增强学习能力和预防阿尔茨海默症，服用MSG是无效的。说"谷氨酸是兴奋性神经递质"和"MSG是兴奋毒素"，这真是自相矛盾。不维持兴奋状态就会意识不清，我们每天不都是兴奋的吗？

美国国立精神健康研究所的菲利浦·休博士发现了ADHD（注意力缺陷多动障碍，俗称儿童多动症）患儿的大脑体积和表面面积增长较正常儿童缓慢。休博士以234名ADHD患儿和231名正常儿童为研究对象，他们在10～17岁的这7年中，每人最少进行4次脑部扫描，以观察大脑皮质的生长过程。结果显示，在大脑中，尤其是对注意力和行动起重要作用的前额叶联合皮质区，正常儿童生长到50%峰面值的年龄是12.7岁，而ADHD患儿则是14.6岁，发育迟缓接近2年。知晓正确的原因是解决问题的关键，儿童多动症不是因为过度兴奋而发生的，而是因为不能综合控制兴奋而发生的。

排毒

曾经有一段时间人们广泛谈论"宿便"，现在又流行"排毒"了。检查宿便很简单，用内视镜看一下，就能知道是不是还有宿便。而排毒是分子水平的，不容易区分真伪。

葡萄糖、脂肪、维生素、矿物质、神经递质、激素……所有物质过剩了都会变成毒素。众所周知，人体对排出重金属元素并没有什么特别的对策，所以人们普遍认为重金属元素更接近毒素范畴。多糖类的膳食纤维具有排出重金属元素的能力，但同时它又会妨碍营养成分与矿物质的吸收，所以不能多吃。膳食纤维能够排出重金属元素，留下有用的矿物质，这只是一个错觉。不妨这么想：吸附重金属元素能力强的物质，也正说明本身容易被重金属元素污染。一种物质具有吸附重金属元素的能力，而其平时处于任何金属都不吸附的干净状态，并期待它只有进入我们体内时才充分地吸收过剩的重金属元素再排出去，这种想法是不科学的。

氧自由基是导致衰老的原因，所以把它称为"毒素"，认为应该"排毒"的想法是错误的。在我们的有生之年，活性氧自由基会持续产生，并且只有体内有低含量活性氧自由基时我们才能生存。人们试图用抗氧化剂减少活性氧自由基、延长生命，但到目前为止都以失败告终。

"排毒"这个词会使民众感到不安。——追究食物的成分，会得出"没有可吃的食物"这样的结论，因为所有的食物都会产生氧自由基这种毒素。在小肠肠道里时，食糜是最好消化的营养团，而一旦被排出体外，就会被认为是最脏的东西（粪便）。区别就在于：在肚子中看不到，排出体外后看得到。我们家中的灰尘有一半是从人体上掉落的污垢，认为"自己的身上很干净"，这是一种心理误区。过度执着于排毒，是不好的。

八、食品添加剂是魔法物质吗

接触食品添加剂最多的人当然是食品公司的研究员，但他们也只是接触了其中少数的品种而已，因为属于自己领域的添加剂并不是很多。虽然有些食品添加剂的用法在自己的领域中是错误的，但他们不知道同样的用法在其他领域中却可能是正确的。有些人从未使用过食品添加剂，也不曾尝过它的味道，却不断传播着关于食品添加剂的错误信息，这是无法消灭食品添加剂错误认识的原因之一。问题是，不只是普通人和"健康专家"，就连医生也不假思索地把这些错误知识当作事实去接受、去传播。这些错误知识在网络上流传，社会舆论也利用它，于是错误和偏见被无限地扩散开。

食品添加剂大部分是味苦的、价格高的，功能也受限制。举例说明，用于食品的防腐剂并不能杀死微生物，而能杀死细菌的活性强的防腐剂不允许在食品中使用。即使一些可以用于食品防腐的添加剂，也只允许使用能够抑制细菌增殖的量，更何况在大部分的食品中是不能使用防腐剂的。在制作食物的过程中，作料的使用目的之一就是提高防腐性，比如在醋味饭中加入的食醋，能提高防腐性的食醋的作用与食品防腐剂的作用几乎没有区别。

仔细阅读食品乳化剂目录会发现，乳化剂在数十种产品中起到数十种功能。水与油是不能马上混合的，如果某种乳化剂具有使水和油很轻易地混到一起的功能，那么它就有毒，不能用于食品中。只有满足恰当配比、投入顺序、制造过程等条件，才能具有功能。其中一个环节发生错误，其功能就会完全丧失。

使用食品添加剂的食品都不安全吗

在谈到食品添加剂时，我个人最不喜欢听的一句话就是"食品添加剂被使用是因为效用大于危险"，说的好像使用食品添加剂只会产生危险似的。事实上，两面性是物质的共通属性。正确使用的话，食品添加剂大部分是无毒的。需要注意的是，食品添加剂都是以有效量的1%以下作为允许量在进行着严格的管理，摄取允许量以下的量是完全无害的。30%的致癌因素是由食品本身引起的，添加剂仅占1%以下。导致衰老的80%的原因是氧自由基，也就是消化食物时释放的"不完全燃烧物"。氧自由基是衰老的原因，也是致癌的原因。我们食用的毒性物质，大部分是食品本身具有的天然毒。难以统计的重金属元素、残留农药、食物中毒等危险存在于一般性的食品中，但谁也不会在吃食物时说"虽然食物存在导致衰老、诱发癌症、引起肥胖的危险，但因为其效用更大才吃"。在谈及食品添加剂时忽略其两面性，只提到有害的一面，这是不公平的。

"虽然食品添加剂很安全，但尽量不要使用"，这也是一个无稽之谈。若真的有危险，就不仅仅是尽量不要吃，这是应该由法律来禁止。合乎法律规定、正确使用的食品添加剂非常安全，没有担心的必要。

经过加工的食物都有害吗

虽然现在提倡多样化饮食，但我们摄取的营养大部分还是来自于大米、面粉、玉米、牛肉、牛奶和鸡蛋等食物。而现在却开始谴责这些食物了：有人说吃白米和吃砂糖一样；有人说面粉是杂交小麦的产物，主张只要不吃面粉就可以预防100种疾病；玉米因为转基因而被谴责得更厉害；还有人说牛奶是小牛的食物，不适合人类；还有鸡蛋中胆固醇的含量最高的说法……似乎所有的食物都面临着谴责。如果把组成成分视为问题，或把抗生素、重金属元素、残留农药看成是问题，按他们的主张来看，世界上就没有能吃的食物了。

吃蔬菜就没问题吗？卷心菜、花椰菜、西蓝花、甘蓝等都是同科的植物。使野生芥菜的末尾花芽肥大，就得到了卷心菜；使花肥大，就得到了花椰菜；使花和茎肥大，就得到了西蓝花；使叶子肥大，就得到了甘蓝。这些都是人工培育得到的农作物。看看我们喜爱的泡菜原料——结球白菜，它是完全不能在野生环境下存活的作物。如果说为了提高产量而培育的基因突变的作物都不好，那么蔬菜也是危险的。世界上产量最高的作物是玉米，若减少玉米产量，提高其价格，那么所有的食物都会涨价。虽然大米也很常见，但却不能替代玉米。常见的作物才真的是不能替代的珍贵作物。

化工技术给我们人类带来很多帮助，我们现在也还有很多需要解决的化学课题。为了获得色素，是应该捕捉10万只昆虫，还是为了环保而使用合成色素呢？是色素有罪，还是追求美丽的欲望有罪呢？这些问题已经不是逻辑问题，而应当理解为追求的方向和量的问题。其实没有必要担心这些问题，无论是什么，超过正常范围都不会有好处。过分担心反而会生病。

我们只要小心就可以了，不要杞人忧天，更不要整天担心食品安全问题，而应该想想怎样处理它。在冒牌专家手中，什么物质都会变身为毒物、致癌物。"健康专家"还把很久以前的误用、滥用当成问题而提出伪科学理论。现在的问题不是营养不均衡，而是知识不全面。目前市场上的不良食品已经基本不是问题了，但还存在很多戴着科学假面具的伪知识，甚至是错误知识。

—————————— 第三章 ——————————
减肥——伪科学是灾难的开始

一、宣布与肥胖抗争后，美国肥胖率暴增

根据2011年某调查机构的报道，每10名20～30岁的职业女性中就有7名需要减肥。问到为什么要减肥，56.8%的女性的回答是"为了拥有苗条和完美的身材"，53.8%的男性的回答是"为了保持健康的体魄"。现在韩国的女性已经很苗条、很美丽了，但减肥仍然是她们最关心的事。

想用伪科学来解决因暴食引起的肥胖问题，这样的想法起源于错误的知识。如果站在医生的立场上来看，肥胖是一种"理想"的疾病。很多人一生都被肥胖折磨，但是由于肥胖不会马上致死，所以很多人并不担心。肥胖患者的治疗欲望非常强，导致减肥产业的市场规模日益扩大。但有可能真正减肥吗？事实上，所有减肥者在2年期间的失败率达到了99%。

在过去的70年间，世界范围内新增的减肥方法达到了261 000种，但大部分只是与1900—1925年流行的方法在名字和宣传上有些许不同罢了。无论是哪种减肥方法，初期都会让很多人成功减轻体重，但所有的减肥方法平均只能维持3个月，长的也只能维持7个月。能维持下去当然是好的，但一般减肥者都会反弹至当初的体重，甚至是在原来的基础上增加了。1999年，在芬兰有一项以4 193名男性和3 536位女性为对象的研究，结果表明，坚持15年周期性减肥的人反而比从未减肥的人体重增加了。因反弹

现象而减肥失败的人认为是自己意志不够坚定才没有成功，自尊心受到伤害，对自己的减肥经历选择了沉默。结果我们看到只有极少数减肥成功的人在炫耀自己的经历。

肥胖率最高的美国又怎样呢？1960年以前，美国的肥胖人口数已经很庞大了。20世纪80年代，宣布"与肥胖抗争"的美国政府颁布并施行了营养成分标注制度，同时建议民众均衡摄入蔬菜沙拉和低热量的食物，还实施大规模的集体减肥实验，运用了所有可能的手段。30年过去了，现在是展示效果的时候了。结果如何？肥胖率停止增长，还是减少了？并非如此。20世纪80年代徘徊不前的肥胖率在政府大力实行减肥政策后反而增加了。现在肥胖率增长到了当时的2倍，而且增长的势头不知道什么时候才会停止。

把所有试图减肥的人的经历总结起来，从美国肥胖率统计中得到了"越减越肥"的奇怪结论，这是拥有世界上最尖端科技的美国做出所有努力后得到的结果。肥胖率没有降低，只是美国的减肥环境慢慢变好了。1993年，2 300万名美国人注册加入健身俱乐部，现如今更是超过了4 500万名。身体脂肪比重减少了，低热量食品的市场扩大了，但人们越减肥，肥胖率反而越增高。

二、错误的知识孕育了肥胖

从理论上看是存在完美的减肥方法的，并且也有很多人成功了。肥胖的原因是暴食，那么少吃就可以了，可是为什么这样简单的事情却那么难以做到呢？在生物进化的历程中，人类长期被饥饿折磨，所以我们的身体在营养不足时会感到"饥饿"，即使是很少的食物也会拼了命去寻找。吃东西时得到的快感会使我们一下子忘掉辛苦，在这一点上，我们得到了充分进化。"饥渴"是促使人类拼尽最后的力气走向水边的动力，填饱了肚子，才会考虑其他的欲望。如果饿上4天，到那时，头脑中除了食物什么都不会存在。

在原始社会，人类面临的最大压力是凶猛的野兽，而始终存在的慢性压力则是饥饿。在食物不足时，减少基础代谢、用最少的能量维持生命的能力对生存有利。人类若按照合理数量摄入食物，储存能量的基因就能正常运转。如果摄入食物过剩，基因会本能地下达"因为要应对饥饿而多吃"的命令。所以，是身体中储存能量的基因"失控"才引起肥胖的问题。

吃多了就会肥胖，但无论怎么吃，人体的碳水化合物比例都维持在1%以下，蛋白质（肌肉）仍为16%，增加的只是作为能量仓库的脂肪。生存必需的脂肪比例为2%～3%，如果超过15%（人体脂肪与体重的百分比），无限增加的只是我们的体脂肪。美国是最早出现肥胖，也就是体脂肪过剩问题的国家。苗条的亚洲人基本不摄入脂肪，但美国人大量摄入了黄油、奶酪、鸡蛋、牛肉等这些富含饱和脂肪酸和胆固醇的动物性食物。若利用仪器测定燃烧食物时放出的热量，不难发现，1克碳水化合物和1克蛋白质可以释放4千卡（16.7千焦）热量，而同质量的脂肪则能够释放9千卡（约37.7千焦）。脂肪比碳水化合物或蛋白质的热量都高，即使吃同样的量，食用脂肪还是会造成热量过剩。肥胖是体脂肪增加的现象，所以过多食用脂肪的美国肥胖率很高。可以肯定地说，脂肪是肥胖的罪魁祸首。计算热量也会得到同样的结论，所以想拥有健康、苗条的身材，就减少脂肪的摄入量吧！

脂肪不是肥胖的原因，而是肥胖的结果

但最能证明热量不是导致肥胖的原因的理论是阿特金斯减肥法（该理论认为导致肥胖的主要原因是食用精制碳水化合物，尤其是糖、面粉和高果糖玉米糖浆）。在20世纪20年代，美国因肥胖引起的心脏病发病率急剧增加，至20世纪70年代达到高峰。专家与政府机关为了克服此现象

发表了很多言论，甚至是把饱和脂肪酸和胆固醇称为"类似氰化钾的有毒物质"。在此期间，阿特金斯却于1963年宣称"脂肪无害，都是碳水化合物惹的祸"，并提出了碳水化合物减肥法（阿特金斯减肥法）。随着减肥成功事例的增多，阿特金斯于1973年出版了书籍，瞬间人气爆棚。这种方法让我们摆脱饥饿，可以不限量地摄取肉、奶酪、鸡蛋，真是皇帝式的减肥。不用饿肚子，可以尽情地吃肉和脂肪却对健康无害，虽然直到现在还很难理解这样做怎么能瘦下来，但不可否认，所有的减肥方法中阿特金斯减肥法是最容易减掉脂肪的。

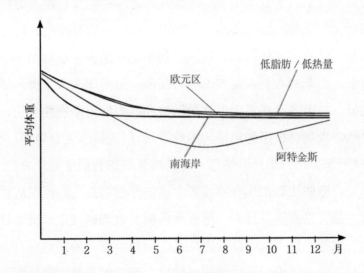

即使在众多的担心和调查下，阿特金斯减肥法也取得了很大的成功，但最后其还是以失败告终，出现了不良反应。如果真有最终能够成功的减肥法，那么这个世界上就不会存在这么多五花八门的减肥方法了。重要的是，所有人都信奉热量（脂肪）理论和与之相反的减肥理论，却没人去关心引起肥胖真正的原因。阿特金斯减肥法成功的理由很简单：虽然脂肪在热量数值上很高，但那个数值只是在所有脂肪全部被吸收的情况下才会出现的。

在饮食过剩的现代生活中，脂肪是不会全部被吸收的。看看美国就会知道热量理论是无稽之谈。在过去的30年间，美国人一直在与肥胖作斗争。虽然减少了脂肪摄取量，并增加了碳水化合物的摄取量，但肥胖的人却更多了。

减少了脂肪的同时也减少了饱腹感和饮食的愉悦感。饱腹感比计算热量更重要，所以减少脂肪更容易助长肥胖。2011年，普渡大学研究小组的研究结果表明，低热量薯片和脂肪替代品依然使人们长肉，同样会引起肥胖。也有结果显示，喝低脂牛奶的人体重反而增加了。以前，中国很多食物都是用油炒制而成的，非常油腻，但那时肥胖的人数并不多，因为中国人经常喝茶。现在中国人依旧经常喝茶，并且烹饪中的用油量也减少了，饮食变得清淡了，但中国的减肥市场增长率是世界第一。在中国，超重的人有5亿，肥胖的人有8亿，减肥食品的年生产率达到15%～30%，比发达国家的5%～7%高出3倍以上。尤其是北京，呈现出了与发达国家相似的肥胖发病率。

阿特金斯减肥法有效吗

因为提倡地中海式饮食，橄榄油被列为健康食品之一。克里特岛地区是橄榄油原产地。对克里特岛人来说，橄榄油是从公元前就开始食用的常见食品。克里特岛人每人每年能吃约25千克的橄榄油。除了做菜，克里特岛人胃疼时也会喝一勺橄榄油，喝酒时也会事先饮用橄榄油。按照油摄取量计算，是居世界第二位的意大利（12千克）的2倍。为什么食用这么多橄榄油的克里特岛人反而长寿呢？

我们体内最活跃的营养就是葡萄糖（碳水化合物）。若血管内血糖水平升高，胰岛素便会"指挥"葡萄糖泵，把葡萄糖强制性地储存在细胞内。被强制储存入细胞的葡萄糖一部分作为能量被使用，剩下的则会转换成脂肪储存起来。虽然碳水化合物能很快转化为能量，但其能够被利用的热量还不及相同重量脂肪的一半，而储存时吸收的水分却为其重量的3倍。让我们试着计算一下，若人体内增加了10千克碳水化合物，加上水分，体重会增长30千克以上。但如果将同样的能量用脂肪来储存，体重只会增加4千克。因为只有体重减轻了才能更好地活动，所以我们的身体本能地将多余的碳水化合物转化成了脂肪。

脂肪很容易形成脂肪块，易储存、无毒性，并且人体利用脂肪很慢，在食物不充足的时期，慢慢消耗脂肪能使我们坚持得更长久。即使尽情地享用脂肪，其吸收量也是有限的。阿特金斯减肥法可以吃除了碳水化合物以外的所有食物，所以大脑意识到吃得好了，便会维持或增加基础代谢量，减少营养吸收量。大脑唯一可以使用的能量物质是葡萄糖，实际上可用的葡萄糖处于减少状态，而大脑却认为其含量仍然很丰富，因此减少了葡萄糖的吸收量，所以就容易减肥。

但"欺骗"大脑也有一定的限度。长此以往，感觉好像是吃好了，但大脑还是会感到不安，因为身体渐渐地开始感到只有碳水化合物才是真正的美味。

饱和脂肪酸与胆固醇真的不好吗

脂肪不仅被批评是引起肥胖的原因，还作为心脏病的发病原因受到猛烈的谴责。心脏病曾是导致美国人死亡的首要元凶，其患病率在20世纪二三十年代急剧增加，50年间一直保持在第一位。若心脏停止给全身供给血液，那么我们连5分钟都坚持不了，比现在的癌症还要恐怖。导致心脏血液循环不好，甚至因心脏病死亡的主要原因，是动脉中堆积大量的脂肪和胆固醇等引发的动脉粥样硬化现象。如果某一瞬间给心脏供给的血液减少，心脏的输出量就会减少，心脏搏动随之变弱，一旦心脏不工作了，那么生命就会出现危机。

1953年，美国明尼苏达大学的安塞尔琪兹教授从22个国家的数据中只选取其中与自己观点一致的6个国家的材料,发表了"胆固醇导致动脉硬化"的理论。1956年,他修正了此理论,通过所谓的七国(包括美国)研究,建立了饱和脂肪酸与胆固醇引起心脏病的"脂肪假说"。虽然之后有很多学者指责此假说的谬论,但安塞尔琪兹教授的脂肪假说到现在为止都作为绝对事实而被人们接受。

1970年,美国心脏病协会对大众和医生宣传称"饱和脂肪酸是不好的,植物油是好的",并认为植物油可以救命。以此为基础,食品公司推出了代替动物性脂肪的植物性脂肪(植物油),以及由植物性脂肪制作的人造黄油。美国心脏病协会建议人们,若每天食用4勺植物性脂肪,会增加不饱和脂肪酸的摄取并抵消饱和脂肪酸对身体的伤害。于是那个时候,人们把食用肉类与心脏病发病等同视之。美国胆固醇教育节目(NCEP)称,胆固醇是心脏病的诱因,食用饱和脂肪酸和胆固醇会像摄入氰化钾或砷一样致命。随着脂肪假说的出现,含有饱和脂肪酸和胆固醇的牛油、猪油、黄油等动物性脂肪成为人类最大的敌人。脂肪突然从原来的"三大营养素(糖类、蛋白质、脂类)之一"变成了毒素。

面包、黄油和鸡蛋是美国人最典型的早餐食品。美国人的肥胖和心脏病一成为问题,人们马上想到的就是黄油、鸡蛋、肉类等含有动物性脂肪的食物。所以,自1940年以来,美国人减少了动物性脂肪的摄入,增加了植物性脂肪的摄入,鸡蛋的食用量也从1950年开始减少了。虽然摄入的脂肪中动物性脂肪从83%减少到62%,但血液中的胆固醇却稍有上升,并且居高不下。直到1970年,心脏病的发病率依旧在持续增长。

法国人的饱和脂肪酸摄取量是世界上最高的,比美国高2倍,但心脏病死亡率却只有美国的一半。虽然吃同样多的饱和脂肪酸,但法国人喜欢慢慢品味食物,所以食物摄取量比美国低很多,因此食物摄取量才是关键。虽然日本1961—2000年的总脂肪摄取量和动物性脂肪摄取量各增加了250%,但人口平均寿命却在持续增长。尤其是20世纪60年代,作为死亡主因的脑卒中减少了。根据历时15年的跟踪调查显示，饱和脂肪酸摄入量最高的一组比摄取最低的一组患出血性脑卒中的概率低70%。因鱼油（不饱和脂肪酸）变弱的细胞膜又因为饱和脂肪酸变得坚固，于是降低了出血的可能性。

1948年，美国弗雷明汉地区进行了大规模的流行病学调查，担任调查员的卡斯·泰利博士历经40年研究，得出了与我们的常识相反的结论——摄入饱和脂肪酸、胆固醇和热量越多的人，其血清胆固醇数值越低、体重越低、身体越灵活。如果引起心脏病的动脉粥样硬化是单纯因饱和脂肪酸和胆固醇摄入过剩渐渐堆积在血管内引发的，那么年纪大的人血管内都应堆积一定程度的脂肪，但事实是百岁老人中也有血管中没堆积脂肪的人存在。即使堆积，也应该堆积在血管整体或血流慢的静脉，而实际上粥样硬化却是发生在血流快的动脉。因此，"脂肪假说"不能解释动脉硬化形成的原因。

事实上，在脂肪的各种作用中，维持细胞膜的功能是最为重要的，让细胞膜保持适当的流动性是生命的必需条件。流动性太大的话，细胞膜就容易破坏而连接到一起；流动性太小的话，细胞膜就不能履行传递蛋白质的功能。根据温度不同，细胞膜的流动性也不同，调节流动性的物质正是胆固醇。胆固醇作为饱和脂肪酸可以提高细胞膜的流动性，而不饱和脂肪酸则使血管变弱，减少血液随温度改变而造成的流动性变化。所以不饱和脂肪酸过多、胆固醇过少的话，血管会变脆，进而增加出血性脑卒中的患病风险。尤其像Ω-3不饱和脂肪酸这样的多价不饱和脂肪酸，越多越危险。因纽特人体内的不饱和脂肪酸很多，所以很少发生心脏病；但是其血管脆弱，脑血管容易爆裂。强调一下，血管中的脂肪不是一点一点积累起来的，而是因血管的伤口修复机制堆积在血管中的。

我并不是提倡大家多吃饱和脂肪酸和胆固醇，因为忽略总量和适当的比率而谴责动物性脂肪（饱和脂肪酸和胆固醇）带来的不良结果是没有意义的，并且只能使健康状况恶化。这种谴责已经持续了60年，现在也有很多人不关心身体状态，片面地称赞植物性饱和脂肪酸或不饱和脂肪酸。很可惜的是，也有很多人因为胆固醇而不敢多吃鸡蛋。

胆固醇真的有好坏之分吗

我们的体内能合成胆固醇，肝脏每天合成约1 000毫克的新胆固醇，所以再怎样食用不含胆固醇的食物，血液中的胆固醇也不易减少。为什么我们的身体放弃合成维生素C的简单过程，却要合成相对复杂得多的胆固醇呢？答案就是胆固醇太重要了，是不能被代替的。它不仅能维持细胞膜的稳定和渗透性，而且是合成胆汁酸（能够帮助脂肪消化）的原料之一，还具有在体内运输和排出脂溶性维生素（维生素A、维生素D、维生素E、维生素K）、辅酶Q10等脂溶性物质的作用。虽然胆固醇在人们心目中的形象大跌，但人体内很多重要功能的调节都是通过胆固醇来完成的。

大家都说胆固醇不好，但它却具有这样重要的功能。有人将胆固醇依据在人体内的存在形式分为好的胆固醇（高密度脂蛋白胆固醇，HDL-C）和坏的胆固醇（低密度脂蛋白胆固醇，LDL-C）。HDL胆固醇数值高的人患心脏病的风险低，能够长寿。因此，人们研究了怎样降低坏的胆固醇（LDL）、提高好的胆固醇（HDL）的药物。然而，在2011年，艾伯特虽然发明了提高血液中好的胆固醇的药物，但也没能降低心脏骤停的危险，反而增大了发生脑卒中的危险，于是临床实验被迫中断了。同年5月，美国哈佛大学保健研究生院研究小组以50 000人为研究对象，历经14年追踪调查，结果表明，包含载脂蛋白C-Ⅲ的HDL反而增大了心脏病的发病风险。也就是说，不可以根据HDL中是否包含载脂蛋白C-Ⅲ来判定对心脏有益或是有害。

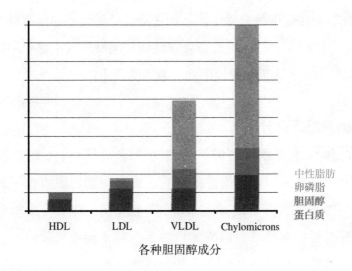

各种胆固醇成分

  摄入过多的胆固醇不会使血液中的胆固醇马上增加，反而会使体内合成的胆固醇量减少。在我们的体内，胆固醇含量最高的地方是大脑。虽然大脑的重量只占体重的2%，却含有体内25%的胆固醇。大脑所需胆固醇量是身体其他部位的13倍。脑细胞的表面积很宽，能达到每个细胞可形成10 000个突触的程度。若想形成宽广的细胞膜，就需要很多DHA（二十二碳六烯酸）这种不饱和脂肪酸，还需要很多胆固醇来加固脆弱的细胞膜。人体所需胆固醇的20%可以通过食物补充，但大脑的排他性很强，不能直接利用食物中的胆固醇，因此大脑必须自我合成。服用降胆固醇药剂，最先受到严重打击的地方就是大脑，很容易造成失忆，并有很多其他不良反应，不利于身体健康，会使生活质量大打折扣。

三、那些被误认为是肥胖罪魁祸首的无辜食物

吃鸡蛋真的会让胆固醇增高吗

  人们不仅谴责黄油，同样认为鸡蛋的胆固醇含量很高，于是美国人从1950年开始减少了对鸡蛋的消费。但事实上，就像前面提到的，摄入胆固

醇不会马上使血液中的胆固醇增加。2010年韩国农村振兴厅分析了过去50年美国、日本、欧洲等国家和地区的学术论文和资料，并进行了大量动物实验，结果显示，通过食物摄取的胆固醇不会对血液中胆固醇的浓度造成多大的影响。同时，世界卫生组织（WHO）把各国人均食用鸡蛋量和心脏病死亡率做了比较，结果显示，鸡蛋食用量较多的日本、墨西哥、法国、西班牙等国家的冠状动脉疾病死亡率反而较低。

从美国耶鲁大学对110 000名美国护士和医疗专家14年的追踪调查结果来看，在冠状动脉疾病的患病风险上，每天吃1个鸡蛋的人和每周吃1个鸡蛋的人没有差别。1988年，韩国食品营养学会会刊中也发表了类似的结果。2007年，美国健康统计显示，即使增加动物性食品的摄入，高胆固醇血症的发生率也不会有大的变化。2012年4月，康涅狄格大学研究小组发表的研究结果显示，患有代谢综合征的男女患者平均每天食用3个鸡蛋，HDL含量增高了。路易斯安那研究小组以超重或肥胖的人为对象进行实验，结果表明，早晨吃鸡蛋的人直到午饭前仍感觉肚子饱，所以午饭会吃得少些。密苏里大学研究小组以十几岁的女学生为研究对象进行实验，结果显示，吃掉含有鸡蛋（蛋白质）的早餐后，饱腹感更强，改善了与饥饿相关的应激反应。

吃巧克力真的会造成肥胖吗

350年前，可可豆这种欧洲舶来品的用途很多，对治疗贫血、精神疲劳、高热、性欲减退、呼吸困难、食欲缺乏、身体疲劳等病症都很有效果。但当肥胖成为问题后，可可制品（巧克力）作为糖与油的结合体就成了有害健康的食品，受到了民众的谴责。

詹妮·路易·卡门奶奶是世界长寿纪录的保持者。1875年2月21日，她出生于法国南部的小城市阿尔勒，直到1997年8月4日去世那天，她活了122年零6个月，准确数字是44 724天（1999年出版《吉尼斯纪录》中记载）。她把所有食物都涂上橄榄油再食用，每周会有规律地吃掉1千克巧克力。减肥的人经常说的一句话就是"脂肪吃多会变胖，所以脂肪对健康有害"，如果这句话是事实，那么卡门奶奶为什么会成为世界上最长寿的人呢？

2012年3月，比特丽丝·古鲁姆教授发表了一份以1 000名美国人为研究对象的实验报告，结果表明，每周吃几块巧克力的人很苗条。最近又发现巧克力具有降血压的效果，对肝硬化的治疗是有效的，能够降低患心脏病的风险，并且出现了"每天吃一块黑巧克力就无须看医生"的说法。2014年4月，圣地亚哥大学研究小组以31人为研究对象，进行为期15天的实验，被测试者每天摄入50克黑巧克力，结果显示，与不吃巧克力的情况相比，被测试者的血糖和LDL更低、HDL更高。甚至周期性地摄入高热量的巧克力，反而会对减肥有帮助。

最近，有人说可可含量高的黑巧克力对减肥有益。从可可果实中提取出来的物质是可可糖膏，再从可可糖膏中把油分离出来就得到了可可粉。在很多食品中都会用到可可粉，含有多酚的可可粉苦味很重，所以很难多吃。与所有脂肪理论相反的是，巧克力对心脏病和减肥有益。以前一提起肥胖就会想到巧克力，这到底是为什么呢？

碳酸饮料真的越喝越胖吗

人们谴责砂糖，而砂糖使用一减少，仅幼儿的肥胖率就增加了3倍，所以最近人们开始转而对替代砂糖的果糖进行谴责。碳酸饮料的销量占饮料销量的大部分已经是很久以前的事情了，它的增长在日本几乎停止了40年，在韩国也停止了20年。茶、矿泉水、运动型饮料等，所谓对身体有益的饮料增多了，可是肥胖问题就得到解决了吗？

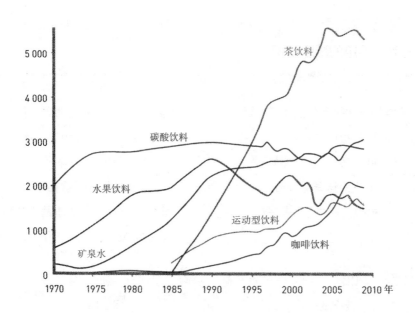

有研究结果表明，饮用碳酸饮料并不是造成儿童肥胖的主要原因。2011年6月，加拿大研究小组以6～11岁儿童为研究对象进行研究，结果表明，相比饮用所谓"健康饮料"的同龄人，喝碳酸饮料的儿童的肥胖发生率并没有增加，可见儿童饮用的饮料种类与日后体重过重并无关联。研究小组表示："过多摄入含糖饮料能引起部分孩子体重过重或肥胖，但这并不是造成全体儿童肥胖的主要原因。对于加拿大儿童来说，造成肥胖的主要原因是家庭收入、个体差异和家庭中的饮食习惯。"

无论吃什么，孩子在家中吃饭都比在外边吃得多。很多人认为在家中吃饭很安全，而在外边即使吃一点儿都担心会不安全。由此可见，饮食健康的大部分问题出在家中，而非外边。

人们关于减肥的知识，大部分都是与正确的知识相反的。

与事实不符的减肥知识

谎　言	事　实
肥胖的原因是西化的生活习惯	跟随东方的饮食习惯更严重
减肥的核心是热量控制	无须频繁计算热量和确认体重
减肥就应该避免脂肪的摄入	脂肪是冤枉的
减肥应该避免间餐	减少主食更重要
能很快上菜的食物是快餐	能很快吃掉的食物才是快餐
减肥要凭借意志力忍受	减肥就像在水中屏住呼吸， 一旦终止只会反弹得更厉害
与只说不做相比，尝试后失败更有益	减肥、减肥，越减越肥
减肥就能瘦	想增肥就减肥吧
甜点饭后再吃	饭前吃甜点

只有依靠运动才能减肥吗

　　有时人们会想，用运动代替减少食物摄入行吗？尤其是很多男性会这么想。实际上，运动消耗的能量比我们期待消耗的能量低很多。步行35分钟（约2.8千米）、骑30分钟自行车、慢跑15分钟（约2.4千米），即使这样，消耗的能量也只不过150千卡（627.6千焦）。相当于消耗了1个半鸡蛋的热量，仅占一天摄取食物能量的1/20。

　　我们身体中储存的脂肪，1克就能够提供9千卡（37.66千焦）的热量。即使运动30分钟，消耗了150千卡（627.6千焦），也不过是减少了17克脂肪。持续运动1个月，才能减掉500克。如果把每个月的减肥目标定为2千克，那么应该每天骑自行车2小时（约32千米），每月骑960千米。可想而知，通过运动消耗的能量远比我们期待的要低。如果1小时步行4千米消耗的能量只与420毫升啤酒或2个鸡蛋的热量相同，那么对应该减肥的现代人来说，恐怕要失望了。而对为了获得很少食物就不得不徘徊在整座山上的人类祖先来说，这种低于期望的能量消耗则是非常有利于生存的。

人类的基础代谢量比活动代谢量大很多，我们为了维持生命所需的热量比活动所需的热量多2倍以上。即使一动不动，身体消耗的热量也相当于运动时消耗热量的70%。这就是即使睡一会儿，起来时肚子也会饿的原因。与此可见，减肥的关键不是增加活动代谢量，而是增加基础代谢量。无端的饥饿或压力会大大减少基础代谢量，这样是不会瘦下来的。

虽然运动对健康有益，但一边吃着想吃的食物，一边努力做运动，这样只有1%的人可以减肥成功。苏格兰阿伯丁郡大学的约翰·斯皮格蒙教授称，无论是在20世纪80年代，还是在现在，能量消耗量都没什么变化，但如今的能量摄取为3 500千卡（14 644千焦），比20世纪80年代增加了30%。他说："肥胖的根本原因不是我们运动不足，而是吃得太多。"所以他劝大家，与其通过运动来减肥，不如控制饮食摄入量来得更现实。人们白天运动得越多，晚上运动得就越少，更多人是吃完晚饭后在电视前或电脑前坐着。他强调："只有做1小时的高强度运动，才能消耗一小块三明治的能量，体重指数（用体重千克数除以身高米数平方得出的数字，是目前国际上常用的衡量人体胖瘦程度及是否健康的标准之一）为35的人想降到标准值应该每天运动4～5小时。这样大的运动量可能要维持一生，而减少30%的食物摄取量就能取得相同的效果。"

吃零热量食物就能少长肉吗

"营养"和"热量"这样的术语正在被任意地使用。食物含有宏量营养素和微量营养素。宏量营养素是指碳水化合物、蛋白质、脂肪，微量营养素是指矿物质和维生素。营养好是指碳水化合物、蛋白质、脂肪多并且均衡，被消化吸收后构成我们的身体。也就是说，若多吃营养好的食物会导致肥胖。营养多有时是好事，有时却是坏事。若只摄入适当量，易形成肥胖的食物恰恰是好的营养食物。只有营养均衡，体重才能稳定，身体才能健康。

最近出现了很多零热量的食物。这类食物除去了碳水化合物、蛋白质、脂肪，主要以零食为主。除去脂肪或蛋白质很容易，但除去碳水化合物很难。零食中要是没有甜味儿就不好吃了，所以需要使用不消化的甜味剂或高甜度的甜味剂，但这些也都不好吃（目前还没有比得上砂糖的甜味剂），更重要的是饱腹感不足。混合了普通甜味剂和低热量原料的零食，缺点是缺乏饱腹感和好的味道。尽管这样的饮食可以有效地降低食物30%的热量，但很难受到人们的喜爱。比起选择模糊的"30%"，人们更喜欢选择"0"。

根据美国卫生部门2002年的统计结果，人们对低热量食物和饮料的消费从48%增加到60%，对有益健康的食品的消费量每年增加6%，但肥胖人口每年却增加3%。2007年，美国康奈尔大学研究小组称"摄入低脂食物时更容易多吃"，所以人们在吃低脂食物时反而比平均多摄入了28%的热量，而胖人则多摄入高达45%的热量。得克萨斯大学医学院保健中心的赫楞·阿兹达教授以473人为研究对象，历时9年半，先后3次调查体重、腰围、摄入减肥饮料等数据，结果显示，喝减肥饮料的一组对象比不喝减肥饮料的一组对象的平均腰围增加了很多。

若能改变身体的DNA，使身体能够更快地感到饱，或者比现在少吃30%的食物也会感到饱，那么肥胖问题就能得到妥善的解决。但我们现在还没有改变DNA的基因学遗传工程技术，所以研究的重点还是要在增加饱腹感上。对增加饱腹感，脂肪起到很重要的作用。香蕉是唯一一种热量高并含有脂肪的水果。如果热量很重要，那么就应该不吃含脂肪高的香蕉，而应该吃其他水果，但大部分的减肥节目都会推荐饱腹感强的香蕉。因为我们知道，解决饱腹感问题比解决热量问题更重要。

四、压力真的会使人发胖吗

现代人摆脱了生存危机，取而代之的则是要面对慢性精神压力。慢性精神压力使我们的身体好像回到了20 000年前的饥饿状态——基础代谢减少，想吃东西的欲望愈发强烈。食欲控制得不好，就容易引起暴食。在压力的作用下，"要活下来"的本能变强了，所以人们倾向于吃热量更高的食物。成人消除压力的方法很多，但学生只能用玩游戏或吃零食的方法减压，除此之外没有其他减压的方法，所以肥胖问题变得更严重了。青少年时期应该培养正确的饮食态度，饿了就吃零食的做法是错误的，应该防止暴饮暴食。儿童不应该和成人一样去减肥。到目前为止，以肥胖儿童为对象进行的减肥节目，并未得到实际的效果，反而降低了儿童的自信心，增加了父母的担心，结果胖孩子更胖了。还是让孩子们无压力地、快活地享受美食吧。

电视的两面性

电视健康节目称"肥胖是万病之源"，这让大家害怕，但这样的健康节目很有人气。参加节目的人们吃着难以下咽的低热量食物，却保持着普通人难以承受的活动量，这样的展示令人们向往。从前富人以丰满为美，妻子的体态丰满说明其丈夫养家的能力强。如果按现代人的眼光，会把女神维纳斯和玛丽莲·梦露当作是身材不好的女子，杨贵妃恐怕更要成为"肥胖"的代名词了。电视一方面使人们厌食，另一方面助长肥胖。无论换到哪个频道，美食节目也好，旅游节目也好，就没有不出现食物的时候。电视为了让人们更多地吃东西，通过推荐饭店和烹饪方法的方式进行暗示。电视在以健康节目增加观众对肥胖的不安的同时，还鼓励大家过量饮食。

更糟的是把"丰盛"视为美德的社会风气。在过去的20年中，一顿饭的食物量增加了2倍。人们好不容易来到了饭店，于是解开腰带敞开肚皮吃，饭后甜点也不放过，于是胃被丰盛的食物填满了。我们真的需要那么多食物吗？不是的，我们只是心疼饭店的食物而已。如果说我们只能吃一种食品来维持生命，那么汉堡是最好的选择，因为它的食物种类均衡。我的意思不是让大家多吃汉堡，而是应该适量食用。食物一过剩，肯定会造成暴食，暴食又造成肥胖。所以肥胖的原因并非是某种食物，而是暴食。

即使飞速发展的科学已经可以为我们解密11种支配肥胖的基因，但这对解决肥胖问题并没有实质性的帮助。体重是维持生命最重要的因素，无法获得充足食物的人类祖先不能活得长久，而现代人的寿命增加了2倍以上，这与食物的增加成比例，但摄入超过身体所需量的食物是不会长寿的。除了减少过度饮食，其他的减肥方法都是缺少科学依据的。若真想找到减肥的方法，就应该建立关于减肥的实验室。不要纠结于理论，实施两年，确定平均体重减量，给予推广就可以了。因为所有的减肥方法经过两年都会失败，所以如果说经过两年依旧能够成功减重的话，受到称赞也是理所当然的。

—————————— 第四章 ——————————
不安和压力是健康的大敌

一、现代人既健康又长寿，为什么还是感到不安

实际上现代人的生活环境已经算是很安全了。比起过去只吃有机农作物的人来说，现代人更健康且很少生病。100年前，65～75岁的人中约55%存在腰疼的问题，而现在已经减少了35%。心脏病、肺部疾病、关节炎患者的生存期也从过去的10年延长了25年。根据东京老年医学研究所的调查显示，2007年87岁老年人的健康状况和体力水平相当于1977年的70岁老人，现代老人平均年轻了17岁。现代人的寿命也延长了很多，古希腊人的平均寿命是17岁、罗马时代是28岁、16世纪欧洲人的平均寿命是21岁、1900年美国人的平均寿命是47岁，而1990年，人类的平均寿命已经延长到66岁。无论在哪个历史阶段，人类都不曾有过如此长的寿命。尤其是韩国人的寿命，更是得到了飞跃式的延长。

韩国女性的平均寿命是83.8岁，排在OECD（经济合作与发展组织）32个国家中的第6位，比2003年的19位（80.8岁）提升了13个排名。与1960年（53.7岁）相比，增加了30.1岁。韩国女性的寿命在OECD国家中的上升幅度是最大的，与长寿国度日本女性的平均寿命相比，差距由1960年的16.5岁缩小到2009年的2.6岁。最近平均寿命也没有了地方差异，全国的人都很长寿，首尔居民最为长寿（81.7岁）、济州第二（81.4岁）、京畿第三（80.7岁）、大田第四（80.3岁）、仁川第五（80.1岁）、光州第六

（80.0岁）。说明寿命的长短与食品、环境的关系并不紧密。即便如此，人们对健康和食品安全还是很担心。

2009年韩国消费者研究院对消费者的饮食安全感进行调查，结果显示，32%的应答者为稍有不安、27%为不安、10.6%为非常不安，也就是说，70%的应答者都担心饮食安全。与2007年的调查结果比较后发现，韩国消费者的安全感减少了5.4%，不安感增加了11.3%。根据2010年关于农村经济研究院食品安全的国民意识调查报告显示，有4.9%的被调查者非常担心、69.6%的被调查者担心、13.5%的被调查者不担心、仅1.7%的被调查者完全不担心，结论是80%的人对食品安全感到担心。事实上，目前的食品质量已经算是安全的，但是由于不良知识的影响，大家还是担心食品安全问题，因此，导致了对食品不必要的浪费和担心。

长寿食品和长寿地区真的存在吗

1997年去世的法国人詹妮·路易·卡门是官方承认的最长寿命纪录保持者，她活了122年零6个月，其余的纪录多是伪造和美化过的。虽然人类变得越来越健康，没到平均寿命就死亡的情况减少了，平均寿命在快速提高，老年人口数量也在不断增加，但都打破不了最长寿命的纪录。虽然韩国人的平均寿命是80岁，但2011年百岁以上老人也没超过2 000名，100岁变为110岁的概率为1/1 000。

世界上存在着以不同方式生活的人，比如吃素的僧人，拒绝现代文明、在自然界中按照传统方式生活的人等。但世界上并没有特别长寿的集体，也没有特别长寿的国家和地区。虽然人均寿命超过80岁的国家增多了，但并没有实质性的差别，只是在发达国家生活的人活得长久些，生活在城市中和乡村的人都长寿。即使是长寿地区，也不存在特别的食谱和共同点。迄今为止，虽然我们一直在研究有益于身体健康的食品，但没有因此而出现特别长寿的人。只吃大酱汤的乡村老奶奶并没有特别的养生方法，但却比研究健康法和长寿法的专家们更长寿。那么长寿的意义是什么呢？

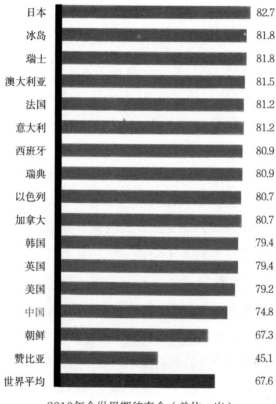

日本	82.7
冰岛	81.8
瑞士	81.8
澳大利亚	81.5
法国	81.2
意大利	81.2
西班牙	80.9
瑞典	80.9
以色列	80.7
加拿大	80.7
韩国	79.4
英国	79.4
美国	79.2
中国	74.8
朝鲜	67.3
赞比亚	45.1
世界平均	67.6

2010年全世界期待寿命（单位：岁）

那是享受现在的生活和对健康的追求。有一句话 "近朱者赤，近墨者黑"，如果身边长寿的人很多，那么自己也能长寿；若身边具有童颜（娃娃脸）的人多，自己也会是童颜；肥胖的人多，自己也容易肥胖。

消费者和研究者更关注坏结果

墨菲定律（主要内容是：事情如果有变坏的可能，不管这种可能性有多小，它总会发生）告诉我们，事情往往会向着你能想到的不好的方向发展，而且让你记忆深刻。比起好事，人们更能记住坏事，所以很多时候感觉很痛苦。我们的知识，有很多来自于歪曲事实而得到的实验结果。在《自然》《科学》这样著名的杂志上发表的论文，若其中的2/3再次进行验证，就会发现是谬论。比内容的错误更严重的是歪曲信息传递的过程，媒体更倾向于发表人们希望听到的消息，而人们往往更关注坏消息。

20名研究人员研究了糖精的致癌性，其中2人以错误的实验得到"糖精中存在致癌性"的结果，18人以正确的实验得到"糖精没有致癌性"的结果。如果按研究结果发布，我们知道，糖精没有致癌性的结果更多。而实际却与我们了解的情况大有不同：只有证明添加剂不安全，才能受到关注，所以没有致癌性的论文虽然占多数，但是被发表的可能性并不大；反之，虽然是错误的实验结果，但因为人们更关注"有致癌性"的结论，所以这样的论文被发表的概率几乎是100%。舆论对危险和损害非常敏感，所以更热衷于报道"糖精具有危害性"，于是人们就相信了"糖精存在致癌性"。

事实上，很多天然食物几乎是不做检验的，因为即使查出坏的结果也不会有多少人关心。举例说明，如果说泡菜和米酒中存在什么问题，会有很多人是不愿意相信的。但食品添加剂则不同，最初人们就认为添加剂不安全并对它存有偏见，然后才开始检测，如果发现很小的瑕疵，即使根本不算是问题，他们也会像有了重大发现一样，为了"保护"消费者而大肆报道。

我们对"有害健康"4个字非常敏感。即使某种食物的安全因素占90%、不安全因素仅占10%，且舆论不偏不倚地采取中立立场，消费者也会产生"安全因素占10%、不安全因素占90%"的印象，可见消费者对不安全因素的反应有多强烈。即使专家称某食品安全的占90%、不安全的占10%，如果这10%更受大众关注，媒体就会投其所好地选择报道这一部分，那么消费者就很容易把这10%当成100%来看待。

越危险的结果越能显出专家的权威，越能引人注目

日本曾被称为"食品安全国度"，虽然现在也有大大小小的事故，但可以确定的是，日本依然是世界上最挑剔的市场。即便如此，日本人还是会对食品安全感到非常担心。每日报社的小岛正美在《满是误会的危险故事》一书中称："从食物的安全性来看，现在已经是最安全的时代了。"但70%～80%的消费者仍称很不安。食品添加剂、转基因作物、农药残留等问题是造成消费者不安的主要原因。其实这些物质危害我们身体的可能性很低，但为什么人们会感到不安呢？那是歪曲事实（夸大食物的危害）的大众传媒信息造成的，是舆论与不良知识结合的产物。韩国也因为舆论增加了很多不必要的担心。从这一点上看，媒体很擅长与所谓的"专家"合作来制造不安。

因舆论助长歪曲信息导致民众对食品感到担心的事例

· 1989年工业用牛油：检查者的无知引起的不幸事件

· 1989年美国产致癌性葡萄柚和苹果：无稽的实验和舆论的合作产物

· 1998年福尔马林（甲醛）罐头：量的概念，对化学知识理解不足

· 2004年垃圾饺子骚动：警察的偏见和舆论的误导

· 2005年寄生虫泡菜：舆论的导向

· 2006年饼干与过敏：舆论的偏见

· 2006年苯、维生素饮料：量的概念，对化学知识理解不足

民众的不安感很多来自于学术界。无论是哪个领域都主张"变化"，证明"安全"几乎是不可能的，食品业界也对此毫无办法。一部分商家的炒作营销更增添了消费者的不安感，消费者越是不安就越推动专家关于不安的言论。而主张减少危险、减少不安感的专家其实是很不负责任的，这

些专家强调危险，即使危险没有发生，他们也不需要负什么责任，他们只是起强调作用就够了；但如果主张安全，一旦出现问题，就会被认为是无能力或不道德。因此，为了不让人们从担心中摆脱出来，专家不断提供不良的知识和信息。

有一些"专家"专门靠贩卖危险知识谋生，就像保险推销员只有强调有多么危险才能卖出保险产品；制药公司也在蓄意夸大疾病的危险和药效，因为如果人们不惧怕疾病，药是卖不出去的。他们先过度包装疾病让人们害怕，之后再把药攥在手中哄骗人们。人死得越多，药卖得也越多；疾病被宣传得越严重，药卖得就越好，即使没治好病，人们为了能够得到安心，也会买药，而一旦治疗有效，公司就会名声大噪。无论是哪方面，对制药公司都是有利可图的。站在药商的立场上看，人们应该惧怕疾病。一些所谓的"健康专家"也是如此，如果没有人关注食品安全问题，则无法显示其权威性，无法成为"著名专家"。

越曝光名声越坏

因为智能手机而失去生命的事件有很多。据CNN报道，2011年全世界因智能手机死亡的事件有近5 000件，最多发的是用智能手机听音乐走路或晨练时，使用者没有听到汽车的鸣笛或发动机（引擎）的声音，没有感知到危险而引发交通事故。并且，国际癌症研究所把手机列为与汽车发动机排出的气体一样可引发癌症的"2B"等级。手机太普遍了，人们应该对与手机质量无关的意外事故或微小的致癌性有所关心。

总能听到对某物不好的评价，还是有意义的。如果只说不好，它马上会退出市场。大家应该了解它的缺点，但同时经过检验，它也会有其他的优点，有其用途的。

·白糖、盐、味精（MSG）：如果真是不好的东西那么就应该退出市场，但却食用了很多年，而且仍在继续食用。因此其好的作用大、长处多，所以继续食用。

·重金属元素：密度5.0以上的金属元素都属于重金属元素，其中只有以离子状态存在的重金属元素才具有毒性。

·致癌物质：像烷化剂（突变剂）这样致癌性强的物质并不属于1级致癌物，因为在实验室会小心地使用它，并且没有因泄漏而致癌的事例。反而是毒性或致癌性非常低，但因用途广泛而被大量使用的化学物质被列为1级致癌物，因为接触它的人多，会罹患癌症。

与普通人相比，化学工厂的从业人员暴露在数千，甚至数百万倍的化学原料当中。此外，还有喷洒农药的农民、油漆工、室内装修工人，这些人同样每天大量使用化学物质并忍受着它们带来的伤害。它们的坏名声随着人们的大量使用而增加，但其实其危害度并不像它们的"名声"那么大。如果真的非常危险，那么谁都不会使用了，就是因为它们的优点大于缺点才会被大量使用。由此可见，有很多物质远没有评价的危害性那么高。

导致致癌物质引起舆论骚动的报道几乎100%都是小题大做，因为人们无论何时都在怀疑食品中存在致癌物，不是要查明致癌物的真实情况，而是认为应无条件地从食品中去除。偶尔也会出现苯酚、甲醛等有致癌性的说法，其实这些是非常单纯的物质，在自然界中很常见，危险性非常低，它们是自然形成的，而不是故意添加的。为了找到微小的危险性，人们通过显微镜找到天然物致命的证据。受到责骂的原料其实也有很多优点，但因为缺少对其优点的报道，因此在使用过程中坏名称随之而来。事实上，正是因为此原料有用，才会有对其毒性的报道，大家要记住这一点。

二、否定的安慰剂效应（Nocebo Effect）

一般来说，与肯定的安慰剂效应（病人虽然获得无效的治疗，但却"相信"其治疗有效，而令患者感到舒服的现象）相比，否定的安慰剂效应反响更强烈。德国汉堡大学的乌尔里克·秉吉尔博士称，在给疼痛患者静脉注射镇痛剂的同时，告诉患者注射已经结束，此时即使仍在注射镇痛剂，患者也会感到疼痛感激增，并且大脑也有相关联的反应。把疼痛等级分为1～100，最初未告诉患者注射镇痛剂时询问其疼痛的程度，患者反应为70；随着时间的流逝，疼痛等级降到66.55；这时告诉患者"镇痛剂从现在开始注射了"，疼痛等级骤降到39，此时是安慰剂效应在发挥作用，因为患者本身期待着疼痛减弱。继续注射镇痛剂，但却告知患者"已经停止注射镇痛剂了"，疼痛等级瞬间增长到64，此时同样是安慰剂效应在发挥作用，但效果是相反的，因为患者认为应该出现疼痛。疼痛无论是增强，还是减弱，都是随着患者的内心感受而有很大的起伏。可见，疼痛是受心理作用影响的。

多种化学物质过敏症（MCS）

有人患有多种化学物质过敏症（MCS），也称为特发性环境不耐受（IEI，以下称过敏症）。他们对化学物质非常敏感，即使闻到非常淡的香水味都会出现过敏症状。他们感到非常痛苦，为了避开喷香水的人和有味道的场所，经常不出门。有一位女性孤单地生活在沙漠中，住在用"无毒性"金属和瓦片制作的拖车式活动屋中，认为迁居到亚利桑那沙漠能解决问题。这反映了人们对化学物质过敏症的不了解。

过敏症患者有一个共同点：都称自己比别人对味道更敏感。但事实上，他们的嗅觉敏感度和正常人相比没什么差异，只是对味道的反应方式有差异而已。过敏症患者对玫瑰花香的感受没平常人那么愉快，对味道有反应的是眼睛和鼻子，嗓子也会疼。在实验中，确定过敏症患者与健康者（对照组）的味觉敏感度基本相同后，让他们在没有味道的环境和几乎感觉不到异丙醇（消毒用酒精）味道的环境中各待上10分钟，只有10%的普通人有反应，而30%的过敏症患者在有味道的环境和没味道的环境中都有症状。

这告诉我们，过敏症不是感觉问题，而是一种对危险感到不安的心理反应。虽然对环境污染的警告对宣传保护环境很重要且有利，但却无意识地导致了人们对环境物质过敏的作用。味道厌恶症在韩国虽然不多见，但在100年前的西方就已经广为人知。尤金·里梅尔在《关于香水的书》中称，"香水有害的假说与想象有很大的关系"，他讲述了一位女士的故事："对味道敏感的那位女性，带着玫瑰花一回到家就断气了（死了），但事实上那束致命的花却是假花。"一部分过敏症患者不认同心理性假说，他们认为自己的过敏问题是化学物质造成的，对心理性假说感到愤怒。如果心理性假说是对的，那么他们身体上的感觉就是假的。

合成调味料过敏症

关于中国餐馆综合征[1]的流言曾一度风靡，虽然通过反复实验证明味精（MSG）与此病并无关系，但现在还是有很多韩国人不喜欢去中国餐馆。进入人体后MSG被分解为谷氨酸和钠，谷氨酸在构成蛋白质的氨基酸中比率最高，香味正是来自于用舌头可以感受到的谷氨酸。而实际上，食物蛋白质中的谷氨酸和MSG中的谷氨酸并无差异。通常在食用蛋白质食品时，因其同时会有其他的氨基酸分解出来，所以与只食用MSG时的感觉的味道不同。但身体出现对MSG过敏反应时，需要考虑是否为自身心理作用造成的。

---

[1] 中国餐馆综合征又叫谷氨酸钠综合征，包括头疼、脸部或其他部位出现潮红、流汗和压迫感等一系列症状，甚至出现喉咙肿胀、胸口疼痛、心悸和呼吸急促等严重症状。

自己认为会过敏到何种程度，我们的身体就会过敏到那种程度，所以才会有心理上对食物过敏而得厌食症的人。厌食症患者非常害怕肥胖，害怕吃掉的食物被一一吸收，一想到吃下的东西在体细胞中附着就会感到恐惧。这种情况下，"吃"本身就是压力，即使以后回忆起来，吞咽食物也会成为非常痛苦的回忆，吃一点儿都会引起胃痉挛。虽然吃素有益于健康，但过度食素会造成一点儿肉都吃不了的现象，认为蔬菜和水果很脆，味道也好，但肉会成为黏软的、发出怪味儿的东西。即使偶尔想要吃肉或生鱼片，也完全无法下咽了。

三、对未知的恐惧使我们变得脆弱

因为不了解，所以很恐惧

一些研究结果显示，人们所感受到的危险中，未知危险是最可怕的，这与未知程度、处于危险中的人数成比例。例如，虽然从数据统计上看，飞机是最安全的交通工具，但人们若看到可怕的事故场面，还是会把飞机看作最危险的交通工具。飞机事故有统计资料，但食品有害的主张是没有统计资料的。民众的担心大部分是来自于最坏的状况和重复报道曾经发生的最糟的事故。

最近消费者感到食品不安全，这是因为食品生产过程中不能亲眼看到的部分增多了。食品生产工业化之前，大部分消费者自己就是农民，那时能够自给自足，而如今的食品生产过程变得复杂了，消费者也很难了解，不能亲眼看到，就很难产生信任感，缺乏信任就会担心、怀疑。若媒体称某事物大肠杆菌检测超标，这样做虽然很容易带来不干净的形象和担心，但比起一些在家庭中制成的食物却要卫生得多。食品中偶尔出现了虫子，会闹得沸沸扬扬，若参观食品工厂，大部分问题是以合理的费用很难解决的。

人们对微生物的恐惧感也很强。最初对牛奶进行微生物杀菌时，引发了极度的恐慌，反对的声音异常响亮，人们认为杀死细菌，细菌的尸体就会"腐烂"，而怎么能饮用含有细菌尸体与腐烂细菌同时存在的"有毒"牛奶呢？我们的体内存在100兆个微生物，微生物占地球所有生物的60%，每20分钟就完成1次分裂，每分裂1次基因就变异1次。这样的生命现象反复出现了30亿年，但微生物仍然是微生物。人体内的内生菌只不过是在抗生素杀死大部分细菌的情况下偶然生存下来的细菌。如果没有抗生素，内生菌会被其他细菌消灭。

2011年11月，《自然》杂志登载了来自加拿大和德国的研究团队对一场14世纪造成1/3欧洲人口死亡的瘟疫（黑死病）进行的研究：他们找到了埋在英国伦敦公共墓地的4具尸体，并采集了其DNA，此地埋葬了1349—1384年死于黑死病的2 000余具尸体。研究小组从尸骨的牙齿中采集到黑死病细菌，分析了其DNA序列。当时的黑死病细菌DNA的碱基序列与现在发现的黑死病细菌并无太大差异。也就是说，当时是因为卫生条件差、营养不良才造成了重大伤亡，并不是黑死病细菌本身的致死率或传染性比现在高。虽然如今也存在相同的黑死病细菌，但因为处理得当，所以危害并不高。就像甲型H1N1流感一样，禽流感在野生禽类中只是感冒而已，其实禽流感病毒并不强大，只是养殖鸡对流感病毒来说太脆弱了。

很多人利用这些未知的恐怖，主张添加剂有毒。但经过很多研究，食品添加剂被充分证明是安全的，于是他们又宣称"虽然食品添加剂被证明是安全的，但因其具有不可知的蓄积作用和相互作用，所以仍可具有毒性"。对这样的强词夺理，很难用科学进行反驳。世间万物皆为化合物，没有什么区别。若添加剂存在蓄积作用或相互作用，那么其他对身体有益的物质也存在同样的危险。谈论添加剂时不提其作用，只强调添加剂的危害，这样做非常不公平。事实上，添加剂的构造与组成都很单纯，其蓄积作用或相互作用是最低的。

我的身体中堆积了食品添加剂

"只使用一种食品添加剂时很安全，但不知道多种一起使用会不会出现毒性""少量使用时没有毒性，持续摄入不知何时会产生毒素"，所谓的专家关于未知的蓄积作用或相互作用的言论，让我们害怕。

事实上，所有的物质都会随着时间的流逝而消失，只是不同的物质消失的时间上有差异罢了。忽略半衰期（某种特定物质的浓度下降一半所需的时间），仅仅谈论蓄积作用是不对的。无论是药物、毒素，还是宿便，都会随时间的流逝而消失。不施与人为的干预，添加剂同样会渐渐消失。食物的半衰期长，所以比起其消失的速度，储存的速度更快，因而几乎不存在有问题的物质。更何况法律上不允许使用有蓄积作用的添加剂。

食物中只有重金属元素和多环结构的化合物这两种物质存在蓄积作用，这并不是食品业造成的问题，而是与其他产业的废弃物处理问题有关，食品业只是受害者。若想减少食品中的重金属元素和多环结构化合物，制造此类物质的其他产业比食品业起着更重要的作用。添加剂经过加工后，纯度增高，不含有重金属元素，且其结构简单，也不含有多环结构，因此没有蓄积作用。

重金属是重点研究对象。虽然最近研究营养成分的投入增加了，但由于食品中重金属（砷、铅等）的含量标准很严格，所以人们需要更多地关注重金属，并且投入更多经费去研究它。重金属中毒是原料是被污染导致的，作为其他产业废弃物的重金属元素，通过土壤和水被植物吸收，以植物为食的动物也随之被污染了。重金属元素半衰期长，排出体外需要很久，而我们尚没有从体内清除重金属元素的技术。

物质在体内没有逐渐消失，反而被储存起来，一定有明确的原因。比如，导致肥胖的脂肪储存在体内，是靠体内储存能量的机制；动脉粥样硬化现象是由于伤口治愈的机制；重金属元素沉积是因为其密度大，并且与蛋白质结合力强；多环结构化合物在环境物质中沉积，是因为其化学结构非常稳定、分解时间长，并且不溶于水和油，所以不易排出。不谈论这些机制，只谈论蓄积作用，是造成不安的牵强主张。

食品添加剂的相互作用——鸡尾酒效应

不可知的相互作用（鸡尾酒效应）也是虚构的。下面我以葡萄酒为例进行说明。

葡萄酒中仅挥发性成分就超过了450种。在制作葡萄酒的过程中，各种细菌聚到一起，将葡萄的营养成分进行分解，并与酒精作用产生大量的化学物质。担任发酵任务的细菌大部分是无害的，但病原菌也很多。随着各种细菌的生长，不断制造出各种物质，结果这些细菌死于自己制造的酒精当中。死亡的细菌被自身的酶分解，又制造出无数种不明的物质。然而酿制过程并未到此结束，葡萄酒被保管在用不明化学物质制造的橡木桶中，继续发生复杂的化学反应。葡萄酒即使被灌入瓶中，也依旧会发生化学反应。在酿酒的过程中，生成很多原本葡萄中不存在的未知物质，用人类的分析技术很难分析出来。这些未知物质中可能存在有毒的物质，也有致癌物质。这就是所谓的健康专家说的"相互作用"。

但我们支付数千、数万元来购买葡萄酒，并且称赞它，谁都不担心相互作用。不仅是葡萄酒，这种相互作用也发生在大酱、辣椒酱、泡菜、虾酱、奶酪等所有的发酵食品中，放入各种作料并加热的菜肴也同样如此。那些认为"在这些复杂的发酵食品中不发生相互作用，在最单纯的添加剂中却发生相互作用"的所谓专家们，他们无视了世间所有的物质都是由分子构成的化合物的事实。如果您担心相互作用，那么放入各种作料（每种作料含有数十，甚至数百种的化学物质）经过烹饪的菜肴会产生不可知的相互作用，是绝对不应该食用的。不要惧怕相互作用，那只是冒牌专家造成不安的方法。

四、健康的食品公司研究员和长寿的CEO

一定规模以上的食品公司要违反法律是不可能的，他们不仅有研究院，还有品质保证组、安全组、生产组、购买组、材料组。他们以产品配料表为基准运营，进行正规的检验。另外，食品产业的从业人员流动性很大，如果食品公司从事非法勾当，是不可能不被发现的。

接触食品添加剂最多的人是食品公司的研究员，他们不吃自己制作的食品？那是不可能的。夜以继日地研发新产品都很难成功，想凭研制时都没尝过味道的食品获得成功无疑是痴人说梦，每种食品的研发不是做一两次实验就能成功的，如果食品添加剂有毒，那么研究人员在研制的过程中怎么能不中毒呢？

香料研发师算是危险职业吗？香料研发师更是专门接触各种添加剂的职业。香料研发师在工作中比其他职业的人接触的化学物质多数千倍，但国外几位有名的香料研发师都超过了退休年龄，而他们依然健康地活着。

美国31冰激凌的继承者拒绝继承权，并作为素食者、环境保护主义者出席活动，其平时尊敬的叔叔因患心肌梗死离开了人世，父亲患病了，但以此作为冰激凌有害的证据则是毫无道理的。继承者的叔叔和父亲并没有吃过多的冰激凌，冰激凌公司老板吃的冰激凌多，还是其研发者或品质管理者吃的多呢？方便面创始人安藤百福会长每天都吃鸡肉拉面，96岁的他仍然是世界方便面协会会长；韩国三养拉面（方便面）创始人全重润会长也仍然在职。这些确凿的证据没有对拉面的不信任起到缓解作用吗？相反，健康食品公司会长的健康每况愈下，于是有人宣称那家公司的食品全是不安全的，这样的结论是不合理的。所有的评价都应该公平。

谎话不会持续太久，我们的社会中存在很多监督者。如今在食品业没有秘密或阴谋，只是对食品安全问题一知半解的"健康专家"给出了错误的信息。

几个认知错误的常识

关门开着风扇睡觉能引起窒息死亡

这是韩国人中广为流传的怪谈，但部分医生认为因电风扇造成窒息死亡是不可能的。在房间里开电风扇，氧气并不会减少，也不会引起低体温症状。如果风妨碍呼吸，那么就应该有乘坐汽车或摩托车时无法呼吸致死的人，但没有那样的事故。《美国内科学会》登载的论文称，在热的房间里开电风扇，皮肤的水分蒸发会使体温暂时降低，但电风扇电机散发的热量会使房间的温度和体温再次上升。事实上，比较科学的说法是"因酒精中毒、心脏病或脑卒中等死亡，死亡当时正巧开着电风扇"，这是kormedi.com（网站网址）上最早报道的内容。

血型能够决定性格吗

人体的血型主要分为A型、B型、O型、AB型，除此之外还有MNSs型、Lewis型、Duffy型、Kidd型等20余种，由此产生的血型有500种。像狗、牛、猪、羊等动物也有血型，比如，狗有13种血型。如果血型不同性格就不同，那狗也算是有13种性格，但并没有出现这样的言论。所说的A型血的人谨慎、B型血的人自私、O型血的人固执、AB型血的人多变，这些性格只是所有人共同性格的一部分。人们会相信用这些描写自身的性格，心理学上称为"巴纳姆效应"[1]。

经常喝酒会导致乙型肝炎吗

这是在告诉大家乙型肝炎病毒的特性前出现的假说。内科医生们在

---

[1] 巴纳姆效应是指人们常常认为一种笼统的、一般性的人格描述十分准确地揭示了自己的特点。

讨论"为什么韩国的肝炎患者比西方多"时，提出了"都是酒惹的祸"这样的假说，这只是无根据的推断。当时韩国乙型肝炎患者多，是因为携带病毒的母亲传染给婴儿的垂直传播的情况多。喝酒不会引起乙型肝炎，乙型、丙型肝炎都是通过血液传播的。

在黑暗的地方读书或近距离看电视眼睛会变坏吗

在黑暗的地方读书并不会引起视力低下，在暗处看书会让眼部肌肉疲劳，眼睛一时发涩，不能看清事物，因此很多人认为眼睛出现了问题，其实休息后马上就会恢复。同样，也没有近距离看电视诱发近视的证据，反而是因为近视才会近距离观看电视。

为了健康和减少浪费，
马上揭晓人工合成添加剂的秘密

—————————— 第五章 ——————————
人工合成添加剂的本质

一、天然与合成的差异只是纯度和溶解度

如今是以"天然"为核心的营销时代。一提到"天然"，人们就会想到"纯净""无刺激""安全""对健康有益""具有较高价值"之类的词汇，但真的如此吗？我们平时是不是花了更高的价钱去买这些我们认为或广告宣传的天然食品？认我们来仔细研究一下。

只要是天然的就一定安全吗？恰恰相反，天然毒素的种类很多，毒性也强，很多天然的色素中虽然只含有0.001%以下的色素成分，但天然色素比合成色素的颜色更深。数百种天然水果和蔬菜之间的味道差异也只不过是由含量在0.001%以下的香气成分决定的。这是真的，是非常惊人的技术。所以，不要认为颜色深、香气浓的就是不好的合成品。

只要是天然的就一定效果显著吗？以维生素为例，从分子结构角度来看，无论是天然维生素，还是合成维生素，都具有相同的作用，不同的只是溶解度。无论是天然的还是合成的，如果能完全溶解，其效果就是相同的。天然维生素从溶解度层面上来看，有有利的一面，对相同维生素（分子）说天然的与合成的效果不同，这种说法是不科学的。

只要是天然的就应该价格昂贵吗？其实合成品的价格更昂贵，只是用量很少罢了。经过人工加工，成本增加了，于是价格更昂贵。所有合成品都是从价格便宜的天然原料中得来的。石油、煤炭最廉价，谷类（淀粉、

小麦）、大豆、食用油等也就是12元人民币左右，而从中提取制成的添加剂的价格要高出约60元人民币。天然色素在天然物中的含量也很少，即使制作为合成品也会价格昂贵。之所以使用价格昂贵的合成品，是因为使用少量就足够了，真正天然的食物原料却需要被大量使用。像色素和香料这种用量很少的物质可以放入合成品。天然的生育醇（维生素E）很便宜，因为它是制作豆油时的副产品。豆油中提取的生育醇（维生素E）纯度高、用量少，所以几乎不会引起过敏；但从大豆中提取的天然生育醇（维生素E），即使基本不含过敏物质，也应该进行标注（因其纯度不高）。其实很难判断这种物质是合成的还是天然的。

在食品中使用添加剂，一半以上的目的是使味道更好，剩下的就是为了加工和保持品质的需要。可以通过甜味剂、调味料、色素、香料提味，保持品质所用的防腐剂则是消费者最关心的。

天然甜味剂与人造甜味剂

食物的命运是由其味道决定的，不管怎样，美味的食物都卖得好，难吃的食物都卖不掉。味道比我们想象的要单纯，只有甜、咸、酸、香这几种味道。虽然也有苦味，但喜欢它的人并不多。这些味道中，所有人都喜爱的味道是甜和香。食物只有咸甜适中，有一定的香味才好吃；而水果或零食则是甜酸适中并有一定的香味才好吃，这就是味道的根本。不同菜肴有不同的味道是因为使用了不同的香料，并不是味道本身是多样的。下面简单谈一下我们为什么能感受到味道。

· 能够带来甜味的，是作为供能物质的碳水化合物。细细咀嚼米饭的同时，淀粉分解成葡萄糖，这样我们就感到有甜味了。用感受葡萄糖、果糖、饴糖、砂糖的感受体能感受到甜味。

· 鲜味是蛋白质带来的感觉，虽然蛋白质本身是高分子化合物，不能被味蕾感觉到，但是味蕾能感受到构成蛋白质的氨基酸中含量最高的谷氨酸和天冬氨酸。

·产生咸味的物质是盐。

·酸味是味蕾感受到了柠檬酸等循环代谢过程中产生的物质。

感觉到了味道，就是品尝到了营养。甜味感受体出故障的猫科动物贪恋肉类，鲜味感受体出故障的熊猫只吃竹叶。但感受甜味却有别于感受其他味道，甜味的感受度很低。感受颜色和香气所需的量小于0.1%就很充分了（事实上百万分之一也足够），感受酸味、咸味、香味有0.1%～1%就足够了，但只有感受甜味要在10%以上才可以。

16世纪前，砂糖是只有皇室或贵族们才能享用的香料和药品，普通人很难吃到砂糖。只有在几次欧洲皇室举行重大活动时，才会让专用砂糖制作师把砂糖制作成教堂或马车等华丽的雕塑品进行展出。当然，这需要相当大的费用。那时在英国，4磅（1.8千克）砂糖可以换来一整头牛了。直到18世纪之后，砂糖才成为普通食品。

对英国底层阶级来说，砂糖是不可或缺的魅力食品。最重要的是，加入了砂糖的茶和果酱可以代替昂贵的啤酒和黄油，相对来说非常经济实惠。面包占据了英国人餐桌的绝对地位，将面包在热茶中泡一下，或者涂上甜甜的果酱，这样做使吃面包变成一种享受。在那个时代，对贫困的人来说，面包和甜茶是全部的食物，所以大家都非常喜欢砂糖。全世界每年消耗1亿吨以上的砂糖，韩国也是其中的吃糖大国。美国人一年摄入70千克的糖，这个数字接近韩国人摄入大米的量（76千克）。现代人一出现糖尿病、肥胖、蛀牙等各种健康问题时，就会马上想到以爆发式增长的砂糖消费量，尤其是对家庭主妇来说，砂糖已经成了危害家人健康的敌人。

砂糖是所有疾病的元凶？美国人的砂糖消费量从1970年到1985年间减少了40%，但这对美国人的健康毫无帮助，肥胖者的人数反而比以前更多

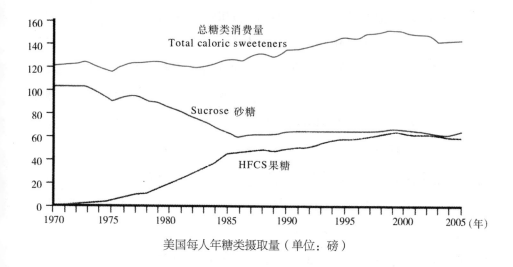

美国每人年糖类摄取量（单位：磅）

了。有的健康专家主张"只要减少砂糖就能解决所有问题"，但实际情况是问题更严重了，不过他们总是有解决的办法——找到其他的替罪羊就行了。人们一提到砂糖不好，食品制造业就努力制造代替砂糖的果糖，饮料业也用果糖代替砂糖。所以砂糖消费量减少，果糖消费量增加了，现在可以谴责消费量大增的果糖了。果糖不是水果中的糖，而是葡萄糖经人为操作而制作成的人工糖，说它不好也没关系。

因水果中的果糖与由葡萄糖合成的果糖具有相同的酶作用，各方面也都相同，所以果糖被公认为是天然的。果糖从转基因玉米中提炼出来的可能性很高。请允许我再次为砂糖说句公道话，最初的砂糖就是好糖，果糖也是好糖，只是人们太喜欢它们，食用过多了。

过多食用糖，热量会过剩，剩余的热量会以脂肪形态储存起来。随着肥胖问题的发生，也产生了对热量低、甜味高的原料的需求。如此一来，便出现了高甜度甜味剂。虽然有像甜菊苷或甘草酸这种天然高甜度甜味剂，但它们的味道不够醇正，所以不太受欢迎。随后出现了糖精、阿斯巴甜、安赛蜜等合成甜味剂，人们认为合成甜味剂具有强烈的甜味，担心其对健康存在一定的危害，但事实并非如此。在我们的身体中，感受甜味的结构是G蛋白偶联受体，它结合糖等普通甜味剂的能力很弱，只有多吃才能感受到甜味。这是进化的结果，因为若摄入一点儿甜味就满足，碳水化合物就容易摄取不足，导致人体能量不足。合成甜味剂只不过是与甜味感受体结合较强烈罢了。砂糖只作用在甜味感受器中，提供单纯的甜味，但合成甜味剂刺激（甜味）强并有苦味，所以不被人喜欢。结果是使用合成甜味剂热量容易降低，但很难满足人体对甜味的满足度和饱腹感，所以最好适当地混合使用这两种物质，使热量和味觉都得到满足。

我们希望摄入的食品具有零热量，但食用零热量食品后并不能满足食欲，需要再吃点儿别的食物，这样反而会变胖。在过去，人们果断地使用糖精，这是经过身体检验过的原料，合成甜味剂（糖精）可能致癌的实验结果完全是无稽之谈。如果消除了民众对合成甜味剂的不安，就能更有效地选择甜味剂，会出现费用低、热量少、食欲满足感强的选择。

经常有人会说"单纯的砂糖和果糖是不好的糖，复合糖是好糖"。碳水化合物是不可或缺的营养物质，但如果吃单纯的糖，血糖会马上升高且易长胖，所以有人建议吃消化慢、使血糖慢慢上升的复合碳水化合物。这样的建议是正确的，但问题是，一旦称"复合碳水化合物是好糖"，大家又会多吃，糖吃多了，其他食物的摄取量就应该减少，但人们并没那样做，被认为是"好食物"的消费量增加了。就像在美国，美国人对脂肪和蛋白质的消费并没有增加，对单纯糖的消费量也没增加，但肥胖率却一直在增长，因为复合碳水化合物的摄入量增长了。因此，想要避免肥胖，减少食物总量才是首要问题，增加食物种类等都不重要。

量的问题要靠量来解决，若要用种类解决就会出现问题。复合碳水化合物味道好，是因为糖分大。糖尿病患者中很多人知道食用黑米饭、大麦饭或杂粮饭血糖不会升高，但实际上，白米饭和杂粮饭在消化后没什么不同。面条、米糕、玉米、马铃薯、红薯、面包等食物消化后变为葡萄糖，都会使血糖上升。但黑米或杂粮含有膳食纤维，比白米饭消化慢，血糖上升也慢，晚一些才能感受到空腹感。所以精粮和粗粮只是易消化或不易消化的差别，不能说糖类的种类好或坏。最初就被定为食品的母乳是世界上最好的食品，母乳中的碳水化合物是乳糖，也是单纯糖，若称单纯糖全都是坏的，那么由单纯糖形成的母乳也成了不好的食物。不要再纠结于种类了，量才是问题。

天然调味料与合成调味料

所有的生命体都是由蛋白质构成的，而蛋白质的组成单位是氨基酸，氨基酸中最常见的种类是谷氨酸。即使食用的是其他种类的氨基酸或蛋白质，我们的身体也能自己合成谷氨酸，甚至用碳水化合物、脂肪都能合成谷氨酸。在氨基酸代谢的过程中也会产生谷氨酸，这是因为体内需要大量的谷氨酸。谷氨酸在普通蛋白质中占15%以上，其在小麦蛋白质中占40%以上，在西红柿中占37%以上。

蛋白质种类	谷氨酸含量（%）	蛋白质种类	谷氨酸含量（%）
牛　肉	15.5	小麦胶蛋白	43.7
牛　奶	17.8	小麦谷蛋白	35.9
牛奶酪蛋白	21.5	玉米蛋白	31.3
母　乳	17.0	玉米谷蛋白	12.9
鸡　肉	15.9	大米蛋白	14.5
鸡　蛋	11.9	大豆球蛋白	19.5
鸡蛋白	12.7	咖　啡	34.8
猪　肉	15.5	可　可	17.2
青花鱼	15.5	葡　萄	14.1
金枪鱼	14.9	西红柿	37.1

　　人体需要谷氨酸，是因为谷氨酸的用途广泛。谷氨酸参与体内大部分重要的代谢过程，它能够被转换为其他的氨基酸，也是合成核酸、叶绿素、血红蛋白等重要物质的原料。它还具有以谷氨酰胺形态去掉无用的氮化合物、消除毒性的作用。谷氨酸是神经系统中作用最大的神经递质，参与大脑的学习、记忆等认知能力。尤其是在大脑海马或新皮质中，它对强化长期记忆功能起到重要的作用。

　　在我们食用的食物中，谷氨酸的含量压倒性地超过其他氨基酸。牛体内的谷氨酸含量很高，所以在牛肉和由牛奶制成的奶酪、酸奶等所有乳制品中谷氨酸的含量也很高；鸡体内的谷氨酸含量高，所以鸡蛋中的谷氨酸含量也很高；无论是海水鱼还是淡水鱼，其谷氨酸的含量都很高；大豆中的谷氨酸含量高，所以无论是在豆芽、豆腐，还是大酱、酱油等豆制品，其谷氨酸的含量都很高；小麦中的谷氨酸含量高，所以在面包、面条等所有的面粉制品中，其谷氨酸的含量都很高。无论是在受欢迎的咖啡、可可、茶中，还是在蛋白质中，谷氨酸的含量都是最多的，甚至水果的谷氨酸含量也很高。

　　人们喜欢吃肉就是因为谷氨酸。烹饪富含蛋白质的肉类时，人们就会感受到蛋白质分解产生的谷氨酸的味道：用猪腿制作火腿时，增加最多的物质是游离谷氨酸；牛奶制作的奶酪通过发酵过程来增加谷氨酸量；帕玛森芝士是谷氨酸含量最多的食品之一，每100克含1200毫克谷氨酸；西红柿越成熟，游离谷氨酸越多；酱油、大酱味道鲜美，也是因为大豆分解时产生了很多游离谷氨酸；发酵海鲜制成的虾酱，也是因为海鲜中的蛋白质分解产生了大量谷氨酸；制作冷面肉汤时，放入各种肉和骨头充分熬煮出汤汁，这可以使食材最大限度地释放出谷氨酸，让汤汁更美味；西餐酱汁的基本味道也源于谷氨酸。

　　用发酵的方法可以得到高纯度的谷氨酸，并且价格低廉，这与泡菜、大酱制作的过程相同，MSG（味精，谷氨酸钠）也是靠微生物发酵工艺制成的。谷氨酸钠与从天然物中获得的物质完全相同，没有任何差异，没有办法能够区分它们，也没有去区分它们的意义。在乳蛋白上附着钠，需要借助化学合成手段，所以被列为化学合成品。称MSG是化学调味剂、乳蛋白是化学合成品，这引起人们的不安，而这一切其实起源于一家想要打击竞争者以取得胜利的食品公司的无稽营销策略。

相对我们通过食品摄取的谷氨酸来说，通过MSG摄取的量只是极少部分。食物的谷氨酸是蛋白质状态，也就是与其他氨基酸结合的状态。这样的谷氨酸舌头是感觉不到的，只有非常少量被分解、释放出来的谷氨酸才是美味的，其量一般是1/200，所以1克的MSG相当于200克肉的香味。少量的MSG就能带来浓郁的香味，添加MSG的量并不影响谷氨酸的摄入量，所以不用担心。

我们食用的碳水化合物是葡萄糖（也称糖类、碳水化物，其主要存在形式是葡萄糖）。即便糖尿病是危险的疾病，虽然很多人因糖尿病死亡，但没有人称葡萄糖是剧毒物质，也没有人谴责葡萄糖。调味料中葡萄糖占10%以上才会变甜，但用MSG只需5%就足够了，所以谁都不会为了味道而大量放入MSG（味精，谷氨酸钠）。人们没谴责葡萄糖，反而议论无副作用的谷氨酸具有有害性，这样做是不合理的。现在证明MSG有害的代表性病症是脑损伤、致癌、过敏（鼻炎、哮喘）。虽然称谷氨酸具有危害性已在三四十年前被证实为无稽之谈，但部分健康专家仍然把无稽实验当成是事实、当成是深藏的秘密一样来讨论。所以议论MSG对健康是否有害是毫无意义的。

那么合成调味料和天然调味料有什么差别呢？正确答案是：MSG本身无差别，但天然调味剂中含有MSG以外的成分。虽然MSG起到了很大的作用，但味道并不只从MSG中出来。具备其他物质后，不足的部分稍用MSG补充，味道就会出来。这与具有咸味的盐能激活所有材料的味道是一样的。要不要使用MSG，是消费者的选择。因不良知识，出现了采用某某天然调味料代替MSG的做法，但这些天然调味料的性价比并不高，而且在安全保障上也没有差异。

天然色素与合成色素

　　最近食物被染成蓝色的照片在网络上成了话题。看到这张照片，食欲就消失了，可见食物的颜色会影响我们的胃口。自然食物的颜色主要以黄色、朱黄、红色为主。在"打扮"上，食物是很保守的，只有味道、香气与颜色吻合，才能散发出食物真正的芬芳。稍微放入食用合成色素，颜色变深了，就会很容易产生"颜色深是因为加了色素，会影响健康"的想法。但有些天然色素的颜色也很深，例如：番茄红素这种类胡萝卜素系天然色素，构造单纯、分子量小。而合成色素为了不被氧化而以环状结构存在，几个小分子结合在一起，并且为了提高其溶解度而携带钠，所以其分子量大。两种色素同一质量时，天然番茄红素比合成色素的颜色要深3倍，所以少量的天然色素就可以使颜色表现很强烈。因此不要认为，颜色深的食物就添加了大量的合成色素。

　　天然色素中的类胡萝卜素、番茄红素作为天然抗氧化剂受到关注；生物类黄酮（花青素）不仅是抗氧化剂，还以植物营养素而受到青睐。但若在具有天然色素的香蕉味牛奶和含有合成色素的食物中选择其一的话，我会选择后者。因为熔点高的物质不易从人体中排出，而番茄红素熔点为172℃，β-胡萝卜素熔点为181℃。虽然不反感食物中的天然色素，但也不提倡特意提取或合成相同的色素来使用。要想安全地食用天然色素，我们还有很长的路要走。

　　在目前的加工食品中使用的色素大部分都已换为天然色素。韩国整体天然色素使用量近10亿韩元（约合540万元人民币），虽然价格昂贵，但从量上看还是很微不足道的。添加剂业界也需要感谢那些提出天然色素比合成色素好的"专家们"，因为他们使天然色素的使用量增长了10多倍。

当然，最终费用还是要由消费者承担。

天然香料与合成香料

如同番茄红素这种天然色素颜色深一样，香料也是天然的比合成的味道更浓。"花之女王"玫瑰具有丰富且复杂的香气，这种独一无二的香气源于400余种挥发性物质。熟练的采摘工人1小时能采摘6千克的花瓣，他们只能在清晨工作，工作5小时才能采摘30千克的花瓣，而这些花瓣只能制成几滴玫瑰精油。采摘1 000朵玫瑰花瓣才能得到0.2克玫瑰精油，3 500千克玫瑰花瓣才能制成1升玫瑰精油。

天然物中存在的香料量非常少。我将为大家说明为什么天然玫瑰香以很少的量就能散发出浓郁的香气，以及合成香料诞生的原因。

无论多么努力地提取所有花朵的芳香成分，其收益率仍为0.1%以下。除去人工费等所有附加费用，1千克玫瑰精油的价格比3 500千克玫瑰更昂贵。所以，用其他原料或价格低廉的原料合成，在价格上会具有竞争力。无论是天然香料，还是合成香料，若其分子构成相同，那么就具有相同强度的香味。但天然香料携带一种异构体，我们体内的G蛋白偶联受体已经进化为可以认知识别这种物质了。若合成色素存在光学异构体（指分子结构完全相同，物理化学性质相近，但旋光性不同的物质，所以存在很大差异），那么G蛋白偶联受体就不能认知识别或识别度很低，所以天然香料比合成香料的味道更浓。

天然香料比合成香料具有更复杂的组成。世界上有3 000万种化合物，大部分由植物合成，平均分子量在300以下的香味物质只有40万种。食品中已经被分析出10 000种香气成分，仅咖啡中就含有足足1 000种气味物质，西红柿含400种，面包、绿茶等都含数百种，即使是香气组成较单纯的水果也含有最少数十种、多则数百种的化合物。实际上，韩国使用的香料物质种类少于1 000种，但食品药品管理局允许在食品中使用1 800种。

　　韩国可能是唯一一个由国家直接管理香料使用的国家。其他一些国家的香料或由香料协会主导管理，或由企业自主管理。因为香料大部分是天然物质或与天然物质结构相同，凭味道可以知道使用量，很容易控制，因此可以自主管理。

　　调香师一般用10～30种物质来模仿组成相当复杂的天然香料。他们要提纯合成香料原料的浓度，还有严格的品质管理，这些过程提高了产品的价格。若多使用这样的原料，就会失去市场竞争力，所以调香师为了用最少的香料体现出与天然最接近的香味需要进行数百次的实验。即使想减少成本并使用与天然物相同的原料来制作香料，也不可能制作出与天然香料相同的香料，因为天然食物中存在的香料80%以上是不允许使用的——因为安全性低才被禁止使用。调查天然咖啡中存在的香气成分会发现，其中有相当数目的致癌物质。当然，含量非常少，不会引起健康问题。这些物质存在于天然食品中，仅凭这一点就不可能被允许使用。

　　所以，相比讨论"合成香料安全，还是天然香料安全"这样的问题，讨论"数百种化合物构成的天然香料安全，还是30种以下原料制成的合成香料安全"这样的问题更具合理性。世界上最廉价的香料是天然橙香料，这种香料来源于制作橙汁所剩的外皮。为了使这种香料能用于饮料制作，人们除去了萜，只添加溶剂就能制作成合成橙香料。

天然防腐剂与合成防腐剂

　　下列合成防腐剂在食品添加剂加工过程中，为保证安全使用，对可使用的产品和用量有着严格的限制。

　　·丙酸：面包、蛋糕、天然奶酪、加工奶酪、果酱。
　　·山梨酸：奶酪、果酱、部分肉食加工品、鱼肉加工品、花生奶油、酱类（番茄酱、虾酱等）、淀粉、芦荟健康功能食品、调味汁、浓缩果汁、干果类、食醋腌制品、糖腌制品、发酵饮料、果酒、人造黄油、糖类加工品。

　　·安息香酸（苯甲酸）：饮料、酱油、芦荟健康功能食品、酸黄瓜、蛋黄酱、果酱、芒果酸辣酱、人造奶油。

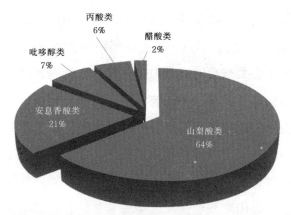

资料出处：韩国2008年度食品药品管理局调查研究结果

　　能制成"无防腐剂"标示食品吗？冰激凌中没有加入防腐剂，那么在产品包装纸上能标示出"无防腐剂"吗？当然不能。只有在使用防腐剂的产品中检测不出防腐剂，才能标示"无防腐剂"。因为冰激凌不允许使用防腐剂，所以不属于可标示"无防腐剂"的种类，一旦标示"无防腐剂"就是不合法的。那么，允许使用防腐剂的奶酪可以标示"无防腐剂"吗？现实中是很难的。奶酪中不该检测出丙酸、山梨酸、苯甲酸，但这些物质在天然物中也大量存在。若不能保障检测不出防腐剂，那么标示"无防腐剂"就是不可能的。

　　所有的加工食品制作很困难，标示其成分也很困难。食品制造者即使不使用防腐剂，也不能说没使用过。网络上有很多谎言，称食品制造者在根本不能使用防腐剂的产品中随意添加防腐剂、杀菌剂。食品中不允许添加杀菌剂、防腐剂，但添加能够抑制细菌繁殖的物质，也就是常温下可以保鲜的物质是允许使用的。食品中使用的防腐剂不能杀死细菌，对人体也没有危害。例如，广泛使用的山梨酸是安全的，原因在于山梨酸与乳酸相似，也与苹果酸相似。细菌的酶把山梨酸当作乳酸或苹果酸进行结合，结合后会产生新物质或被分离，也就是阻断了乳酸变为丙酮酸、苹果酸变为乙酸的路径，抑制微生物繁殖。人类与微生物的代谢途径或酶系统不同，因为人类分解阻碍代谢的物质并去除它们的解毒系统比微生物高级得多，所以可以说对人体完全无害。这一点可以用精确的实验结果证明。

人们担心使用山梨酸会对肠道内微生物产生影响，这是没有必要的。因为山梨酸的结构非常简单，不能被储存，营养也很少，这与人们所想的不同，食品中使用的山梨酸和安息香酸（苯甲酸）原本都来自于自然。安息香酸（苯甲酸）是从山茶树树脂中提取出来的，叫作"苯甲酸"的天然物质，因为其中含有驱散难闻的味道、使人舒服安静的香气成分，所以被称为"安息香酸"。山梨酸也是从北半球常见的玫瑰科杂花楸的果实中提取出的天然有机酸。安息香酸也是植物防御的基本物质，植物若受到攻击，作为氨基酸的苯丙氨酸转化为肉桂酸，肉桂酸变为安息香酸，安息香酸成为水杨酸。提起水杨酸，人们会发出"啊哈"的声音，很多人感觉到了些什么。虽然水杨酸具有药效，但不容易被食用，于是就合成药物，现在用它生产最多的是阿司匹林（乙酰水杨酸）。人们一边称赞苯丙氨酸、肉桂酸、水杨酸，一边又憎恶作为中间代谢物，在构造上并无分别被作为食品防腐剂使用的安息香酸，这样真是太不公平了。

为了延长食品的保质期，比较容易的方法是减少水分含量，也可以二次降低pH值，更重要的是适当的包装以保持所需的运输温度等，使用所有技术尽可能地延长食物保质期。食品技术中最综合最关键的是保存技术。降低水分的干燥食品基本上无须防腐剂。为了防止因微生物引起的腐败，即使口味降低、费用增加也要进行干燥。进行杀菌，微生物数量减少后若进行冷冻，所有的变化也都被冷冻了，食物就不会变质了，生物没死亡，却不能繁殖。因此在冰激凌中使用防腐剂的说法，可以说是不懂冷冻保存的原理，是不科学的。

最近我看到过对"不腐败的汉堡"提出的质疑。到目前为止，在美国有几次称汉堡不腐败的言论，都是些无稽之谈。人们想当然地认为不腐败是添加了防腐剂，但经过分析并未发现使用防腐剂，这样就更有疑问了。像汉堡这样的快餐食品，还来不及滋生微生物就被吃掉了，所以没有使用防腐剂的必要。橘皮中存在无论多久都不会腐烂的天然杀菌成分，但到目前为止，天然物的防腐剂还未开发成功，因为天然防腐剂比人造防腐剂的性能或安全性都低。现在已经证明，自然界中不存在比现在允许使用的防腐剂更优秀的防腐剂。我们现在的食物比这些防腐剂更具毒性，但是毒性在我们的身体能够适应的程度范围内。若在汉堡中使用防腐剂，那么以"使用与安全性无关的防腐剂"为由，人们是不能原谅的，甚至有可能让生产汉堡的企业消失。即使声明没使用过防腐剂也会挨骂，真是不公平。

杀菌剂、防腐剂：看起来相似，作用却完全不同

A. 杀菌：杀死细菌

代表性的杀菌方法是加热杀菌，还有低温、高温、超高温、紫外线杀菌等。因为杀菌剂有毒，所以不允许在食品中使用。

B. 抑菌：抑制细菌生长

·低温：在冷藏或冷冻室中储存，微生物不会死亡，但会停止繁殖。

·脱水：没有可利用的水分，微生物会停止繁殖。不仅是干燥，浸入砂糖、盐也属于此方法。

·低pH值：不对碳酸饮料进行灭菌，因为其pH值为4.2以下。微酸食品最容易抑制微生物生长。

·低氧：真菌在无氧环境下不能生长，因此应该好好进行真空包装。

·防腐剂：具有抑制微生物生长的抑菌作用，但没有杀菌能力。

C. 抗生素：体内杀菌

通过各种方法很容易杀死体外的微生物，但杀死体内的微生物却不容易，因为细菌的基本生存机制与人类类似。利用细菌与人类的差别，有选择性地杀死细菌的药品就是抗生素。不过在几种机制中，以效益低为由，开发新机制的抗生素已经超过了30年。

·抑制细胞壁合成：抑制细胞壁合成的抗生素主要对繁殖中的细菌起抗菌作用，对那些无细胞壁的细菌是没有抗菌效果的。因为人体细胞无细胞壁，所以是可行的方法。

·细胞膜通透性的变化：细菌和真菌的细胞膜与人体细胞的细胞膜不同，一部分抗生素使细菌细胞膜的通透性发生变化以杀死细菌。

·抑制蛋白质合成：人体细胞的核糖体与细菌的核糖体构成不同，抗生素对其影响很小，但细菌因不能合成蛋白质而被杀死。

·抑制核酸合成：细菌繁殖与人体细胞合成所需的RNA聚合酶，所以是可行的方法。

·抑制叶酸合成：人体内不能合成叶酸，只能通过食物摄取；但细菌只能自己合成并使用叶酸，不能从外部摄取。所以，阻碍叶酸合成的药物对人体不会有影响，但对细菌来说却是致命的。

如上文所述，抗生素依据作为原核细胞的细菌与真核细胞的动物（包括人类）的差异，在细菌中是有毒的，对动物或病毒却不起作用，所以人们无须担心能够杀死细菌的抗生素对人体会有害。

食品添加剂	作　用
调味料	使食物的味道更丰富
甜味剂	通过不同味道的对比或刺激大脑感觉味道的部位，使对甜味的感觉增强
酸味抑制剂	更少地感受到酸味
香　料	促进香气从蛋白质中散发出来，更好地感受到香气
遮蔽剂	抑制各种人类不喜欢的味道
异味去除剂	在清洗内脏等食物时用它除去异味
洗涤剂	有效去除芋头、章鱼、鲍鱼等食物的黏液
营养剂	帮助所有细菌生长
呈色剂（防止褐变）	抑制氧化酶的活性，阻止食物变颜色，使之看起来新鲜
呈色剂（防止褪色）	使叶绿素稳定，防止食物因褪色看起来像是存放很久的现象
防腐剂	多用于酱油、大酱、泡菜中，防止腐败
杀菌剂	起到消炎作用或杀菌作用
蛋白质变性剂	中和蛋白质表面电荷，提高凝聚性
固化剂	提高鱼肉弹力
软化剂	焯蔬菜时，使之柔软，防止其变硬
乳化剂	有助于饱和溶液完全附着于水，易与油结合
散　剂	pH为0.9～1.5的胃酸，也就是产生盐酸使材料消化（胃细胞损伤的主要原因）
酸度调节剂（中和剂）	起中合胃酸的作用（使钠与碳酸结合，形成重碳酸盐，与磷酸结合，维持血液中的碱性）
神经传递剂	使钠离子运转到细胞内，把兴奋传达到大脑
促进肥胖剂	提高消化液分泌，增进食欲（肥胖原因）

二、人类最早使用的食品添加剂——盐

盐（氯化钠）用于食品，也用于生理盐水、漱口水、竹盐等药用，还用于饲养家畜，工业用途也很多。但是，如用批判的眼光去看待盐，事实上，没有像盐这样可怕的物质了。盐是由氯元素和钠元素构成的。若只有钠单独存在，就是爆炸性金属；若只有氯单独存在，就是毒气；氯化钠与水结合就能形成盐酸或氢氧化钠（烧碱）。

具有如此多样功能的添加物十分稀少，但并非不可替代。除了盐以外还需要其他的保存剂，因为盐太咸；除了盐以外还需要其他的调味料，因为仅有咸味是不够的。所以，没有必要将添加剂看作是特别的物质。

若我们体内的钠不足，5分钟内就会死亡。因为钠离子具有维持神经和肌肉的正常兴奋性的作用。没有钠，神经细胞内外就不会发生电位差，人体的任何器官都不能正常运转。脱水后过量地摄取水分是危险的，因为体液中钠浓度变低，不能进行神经传导。

我们的体液浓度与0.9%的盐水（生理盐水）一样。我们的身体已经习惯每日摄取1克盐。但近来随着食物摄取量增多，每日摄入盐量可达5～10克。盐是必需的矿物质，但若高出需要量的3～5倍，就会产生毒性。无论是什么，适当的才是最好的。

"低钠少盐"只是一句空喊的口号

韩国营养协会会长金庆州称，韩国人钠的摄取量主要来自于汤、炖菜、面类中（这3项共占31%），其次是副食（占27%）、泡菜（占25%）。提起钠就会想到方便面，但钠大部分来自于平凡的韩餐。虽然低钠少盐的宣传提倡饭店减少盐的使用量，但咸味不足，所有的味道都会消失。盐不仅仅有单纯的咸味，还可以使食物的香味、甜味、颜色变得更加丰富。盐

本身味道并不好，但却是食物味道的核心。让饭店减少盐量，就等于让其做"不好吃的食物"，所以适当放盐、少吃盐才是最佳选择，这样做比降低食盐浓度、调整汤碗的大小更合理。减少盐的食用量对解决肥胖等问题也有帮助。最好不要用钙或镁代替钠，因为我们食用时间最长、身体最适应的物质是钠。

亚硝酸盐的使用始于希腊罗马时代

在肉类食品中使用亚硝酸盐是为了抑制血红蛋白氧化（变色）。我们都知道欧洲在制作火腿或香肠时，所使用的食盐不仅能使其散发出咸味，还能使肉制品保持原色、易于保存。后来发现起到这种作用的物质是食盐中的亚硝酸盐。在肉类食品中使用亚硝酸盐，源于公元前9世纪《荷马史诗》中的记载，古罗马时期也有过记载。亚硝酸盐的功能不是呈色，而是保持颜色，也有抗生素的功能。肉类呈现红色，是因为其携带血红蛋白，但血红蛋白与氧的结合力弱，加热容易氧化，红色就会消失。消费者不喜欢褐变的肉类。防止褐变最好的方法，是以一氧化氮代替氧气与血红蛋白结合。一氧化氮与血红蛋白的结合力强，并且能够抑制血红蛋白脱色。使用维生素C这种抗氧化剂也可以抑制氧化，所以能减少亚硝酸盐的用量。并且，亚硝酸盐可强烈抑制剧毒厌氧微生物肉毒杆菌的生长，所以可以预防食物中毒。20世纪八九十年代，减少亚硝酸盐用量的同时低钠综合征的患病率激增。我们看一下关于亚硝酸盐有害性的谴责。

根据韩国的规定，肉类加工品中可使用的亚硝酸盐浓度为电离子70毫克/升以下，那么此浓度就无害吗？并非如此。人们认为"亚硝酸钠没有安全摄入量"的概念是正确的。即使食用很低的量，亚硝酸钠也是有害的，若能了解亚硝酸钠在体内的形态就能理解这个事实。亚硝酸钠有毒，是因为它会破坏血液中的血红蛋白。血红蛋白被破坏，体内各部位的氧气供给就会中断。虽然食用一定量的亚硝酸钠不会威胁生命，但即使少量食用也会因氧气供应不足而对细胞造成损害。众所周知，此物质的致死量一般为1克左右，但那个数值也不是绝对的，儿童或老人摄入非常少的量就能致命。添加剂专家认为，"亚硝酸钠是最强的致癌物，也是仅次于氰化钾的剧毒物质"。很遗憾，这种可怕的物质出现在儿童喜爱的火腿和香肠中。

给孩子吃含有亚硝酸钠的肉类加工品，是在孩子幼小的体内种下不幸的种子。韩国人的死亡原因，排在第一位的是癌症，每天有近200人死于癌症。既然癌症导致死亡，那么最应该为癌症承担责任的物质是什么呢？答案就是亚硝酸钠，这与美国的情况相同。维金斯基博士认为，"美国每天约有1 000人死于癌症，其中死于亚硝酸钠的人数最多"。事实上，日本添加剂专家渡边称"添加剂中最危险的物质就是亚硝酸钠"。可以说，一位不使用亚硝酸钠制作香肠的工人胜过10名医生。

——摘自《饼干，危害我儿子的甜蜜诱惑》

真是具有煽动性又可怕的言论，我们不妨试着简单地反过来想想。

谎言一：700毫克/千克以下也是有害的

大部分蔬菜中都含有亚硝酸盐。1 000克的菠菜和生菜中足足含有2 500毫克的亚硝酸盐，同重量的芹菜中含2 300毫克、甜菜中含1 200毫克。若说香肠有害，那么菠菜的危害是香肠的30倍以上。据统计，常吃火腿或香肠的美国人摄入的亚硝酸盐80%来自于蔬菜，剩下的部分来自于饮用水。亚硝酸盐大部分储存于植物的叶子或茎中。蔬菜类的亚硝酸盐含量高，是因为合成蛋白质所需的氮来自于土壤中，而植物体内的一些还原酶会把一部分硝酸盐还原成亚硝酸盐。

谎言二：亚硝酸盐会破坏血红蛋白

实际上亚硝酸盐没有破坏血红蛋白的能力。血红蛋白中的铁原子与一氧化碳（煤气）、氧化氮（亚硝酸）、氰（氰化钾）的结合能力比氧气强。若亚硝酸盐过度存在于体内，就会代替氧与血红蛋白结合，红细胞的载氧能力就会下降，引起发绀、贫血等症状，严重时会导致死亡。据2011年被授予胡岩医学奖的崔明勤教授称，少量一氧化碳可使部分血红蛋白的功能低下，以此为信号使肺功能活跃，反而对治疗肺病有效。氧气不足时会形成毒素，这时我们绝对不能运动，否则会产生缺氧的细胞。

谎言三：亚硝酸盐是最强的致癌物，也是仅次于氰化钾的剧毒物

亚硝酸盐本身不是致癌物，但有可能生成亚硝胺，亚硝胺在致癌物中属于2B组（对人体致癌证据不足，对动物的致癌性也有限制）。最近手机也归入了2B组中。若按照这样的理论，把烤肉（烧烤是致癌性最严重的烹饪方法）和生菜（亚硝酸）包在一起食用，几日内就能致癌。

谎言四：因癌症死亡的人中因亚硝酸钠死亡的人数最多

其实所有添加剂致癌率也只不过是1%以下。既然亚硝酸盐那么坏，那禁止使用亚硝酸盐就完全没必要担心添加剂的有害性了。但这是不可能的，现在科学家认为人体无法自己合成亚硝胺。1995年欧洲食品科学委员会发表文章称，亚硝酸盐与致癌并无因果关系。2000年，本杰明进一步证明硝酸盐实际上对人体有益，其能给胃肠提供必需的防御机制，它也存在于我们的唾液中。20世纪八九十年代，人们研究从食品中去除硝酸盐，但结果却是病毒性疾病激增。欧盟解除了对韩国硝酸盐进口的限制并主张应充分摄入。亚硝酸盐的使用有严格的限制，管理得也很好。错误的评判不能证明其有害性，只能助长大众的不安情绪、污染网络环境。

初乳中富含亚硝酸盐的原因

一氧化氮是植物防御机制的信号物质，人体内也有防御物质，比如唾液对有害菌的抑制。得克萨斯大学的研究结果表明，通过富含硝酸盐的蔬菜摄取亚硝酸盐或硝酸盐会生成氧化氮。氧化氮能够维持血液正常流通、预防感染、维持神经系统功能，通过动物实验结果表明，它还能预防脑卒中和心肌梗死。初乳中的亚硝酸盐浓度很高，随着时间的流逝浓度变低。对肠胃中能将硝酸盐转化为亚硝酸盐的细菌不足的新生儿来说，富含亚硝酸盐的初乳可以为克服这一不足，给予很大帮助。根据瑞典卡罗林斯卡学院的研究结果，水果和蔬菜可预防心血管疾病和糖尿病等，就是因为其中含有硝酸盐。

一氧化氮既是治疗心绞痛的药物，也是补精剂

一氧化氮是不稳定且有毒的自由基（携带不成对电子的原子团）。众所周知，它是汽车引擎中排出的环境污染物、公害物质、烟雾和酸雨的成因物之一，但它却能使血管膨胀、降低血压，并作为使血流通畅、缓解心绞痛症状的药物，真是令人惊讶。一氧化氮参与全身活动，大脑、鼻、咽喉、肺、胃、肝、心脏、生殖器、肠、血管等器官都需要它。

一氧化氮不仅是白细胞为了防止外部细菌侵略而产生的防御物质，还起到使血管、肌肉松弛的第二信使作用。乙酰胆碱是第一信使，只有一氧化氮作为第二信使起作用（乙酰胆碱激动血管内皮细胞，导致内皮依赖性舒张因子即一氧化氮释放，从而引起邻近平滑肌细胞松弛），血管、肌肉松弛，血流增加的机制才能完成。硝酸甘油可以缓解心绞痛是因其被线粒体中的乙醛脱氢酶催化释放一氧化氮（硝酸甘油释放一氧化氮，一氧化氮与内皮舒张因子相同，调节平滑肌收缩状态，引起血管扩张，缓解心绞痛）。即使不因为心绞痛，若平时血液中的氧饱和度降低，血管壁内的细胞也会生成一氧化

氮，使肌肉细胞松弛、血管膨胀，血流量增加，氧气供给增加。

若一氧化氮作用于男性性器官内的阴茎海绵体血管平滑肌，其与受体结合后，激活鸟苷酸环化酶，催化GTP（三磷酸鸟苷）生成cGMP（环磷酸鸟苷），可使阴茎海绵体血管平滑肌舒张，引起阴茎勃起。cGMP可以被PDE5（磷酸二酯酶）分解，伟哥与cGMP很相似，导致PDE5将其误认为cGMP，从而使体内真正的cGMP含量维持很久。伟哥是为了治疗心绞痛才被开发的药物，但心脏中存在的cGMP分解酶是PDE3，而非PDE5。细小的差异就可以与心脏治疗失之交臂，而被用于治疗阳痿。

韩国的壮阳食品曾风靡一时。虽然壮阳大部分是靠心理作用，但因有壮阳的需求而导致野生动物灭绝和感染寄生虫的威胁却很大。例如，非洲犀牛角曾被认为是最壮阳的食物，所以非洲犀牛面临灭绝危机。犀牛角只不过是难以消化的角蛋白而已，说它壮阳就像说手指甲或脚趾甲壮阳一样。自从伟哥出现后，壮阳的海狗鞭的价格和需求便大幅度减少。

每次听到"帮帮我吧，大力水手波派"这句话的时候，波派就会吃菠菜变成大力士。吃菠菜能变大力士不是因为其中的铁，而是因为硝酸盐。2012年6月，瑞典卡罗林斯卡学院的安德鲁斯·赫尔南特斯博士把实验用小白鼠分为两组，一组提供混有硝酸盐的饮料，一组提供普通饮料，分别喂养7天。结果，食用含硝酸盐饮料的小白鼠的肌肉变得非常强劲。研究小组还发现，摄取硝酸盐的小白鼠腿和脚上的肌肉更发达。这说明，硝酸盐在刺激对肌肉发达起主要作用的两种蛋白质的过程中，扮演着重要角色。

三、豆腐不是长在树上的

大豆不能生吃，应该煮熟、炒熟，或以豆芽、豆腐、大酱、酱油的形式食用。哈佛大学的理查德·里昂教授称，人类历史上最伟大、最重要的发明不是工具、语言和文明，而是烹饪。烹饪过的食物还能算是天然食物吗？如果说"天然"是指"不受人类活动影响"，那么绝对找不到"天然食物"。因为大部分食物是历经数个世纪的育种变化而来的，基因经历过略微的改动。

人们一度把加热贬低为破坏食物营养的不健康烹饪方式，所以罐头食品被称为"破坏所有营养的食品"。但最终的结论是：大部分营养还是存在的。镁受热依然稳定；糖类、脂肪、脂溶性维生素加热到100℃仍然稳若泰山；番茄红素加热后反而能促进吸收；加热会使蛋白质的形态变化而易被消化，而组成蛋白质的氨基酸并不会改变；蔬菜受热会损失部分的水溶性维生素，因此人们偏爱食用生蔬菜，但是维生素C的氧化物在某种程度上携带着与维生素C相同的生物活性，所以即使失去10%的维生素C，也只不过失去3%的生物活性。

制作生鱼片的天然材料在味道、香气等所有方面都不能压倒人工养殖的品种，一般来说，天然食物的口感硬、不柔和。把完全野生的海鲜放入生鱼片店狭窄的水池里，它们会受到很大的心理压力，大部分活不过3天；相反，出生后就一直生活在狭窄空间内的养殖海鲜的心理压力相对小一些，其蛋白质、脂肪、营养与野生海鲜也没有什么差别。调查显示，养殖比目鱼的DHA、EPA等Ω-3脂肪酸的含量反而是自然产比目鱼的2倍。活鱼通过外观可以分别出是野生的还是养殖的，但生鱼片在装入盘中后几乎无法分辨出来。由于有了大蒜、青辣椒这样的辅料，人们没有必要为了味道寻找天然生鱼片。

氧化镁如果以岩石的形式存在，就被看作是合成添加剂；如果溶于大海中就是天然的。那么盐是食品还是食品添加剂呢？过去，韩国的千日盐甚至被当作食品添加剂，而现在人们已经把它当作食品。但是盐最符合食品添加剂的定义，可以说，盐是人类在5000年前就开始使用的最早的食品添加剂。

四、有机农作物的营养成分高吗

一般人们认为有机农产品是因经少量人工处理和基因操作，对健康有益并营养丰富的食品，但实际上有机农产品的营养含量与喷洒过农药的农产品是相同的，没什么差别。科尔曼教授称，用农家肥培育的农作物反而会有危险，越是依靠自然务农法培育的植物天然毒性越强。植物若从外界受到刺激，就会启动自我保护机制。当然，我们的身体是完全可以适应的。结果，天然的也好，有机的也罢，都没有安全保证。

喷洒农药的农民接触到的农药是普通人的数百万倍，所以很危险，但并未有因农药残留而受害的报道。然而，每年都有因食用食物而感染细菌死亡的人被报道出来。有机农产品携带细菌的比率比普通食物高出8倍。2011年6月到目前为止，欧洲因变异大肠菌死亡30人、3 000余人被感染，甚至一家有机农业企业的蔬菜幼苗被认定为感染源。

有机农业的真正价值是构筑自然与人类、生产者与消费者之间的和谐关系，而不是产生某种特殊的营养成分。有机农业的真正主人公是微生物，人类只要获得生长于土壤食物网的植物的果实就可以。为什么不是食物链，而是食物网？土壤是土壤食物网上所有生物生活的家。好的土壤中生活着细菌、菌类、原生动物、线形动物、蚯蚓、微小节肢动物等。土壤食物网中的生物们互相吃一种以上的食物，又被一种以上的生物吃掉。多亏这种错综复杂的土壤食物网，植物才能吸收土壤中的养分成长起来。若使用化学肥料，会很容易地损坏食物网，这就如同破坏了有机农作物的食物链一样。无论是化学肥料，还是食物网，植物最终摄取的营养都是相同的，结的果实也是相同的，只是关系不同罢了。

有机鸡蛋更有营养吗？有机农作物的营养成分与普通农作物并没什么太大差别，有机鸡蛋又会有什么差别呢？鸡蛋最重要的是新鲜。若担心鸡蛋的抗生素超标，应要求建立消费者监督机制，无端地担心鸡蛋中含有抗生素是不可取的。抗生素对微生物来说是有毒物质，对人来说却几乎无毒。

—————————— 第六章 ——————————

美味的食物就是"健康的食物"吗

一、让我们开心地享受美食吧

最近，擅长分子料理的料理师正在让单纯的食材无限变身。我们在为食品加工技术杞人忧天时，地球的另一边正用各种方法科学地升华料理。《饮食与料理》的作者哈罗德·麦吉称"料理是应用化学"。他说："世间万物皆如此，饮食是不同化合物质的混合物，其味道、香气、质感、颜色、营养都是化学性质的表现，它给我们的厨房带来影响。"他以这种观点为基础，用化学家的眼光去寻找与料理有关的"Why"（为什么）和"How"（怎么办）。万物皆由分子构成，这是大家熟知的事实。最近在饮食上也引入了分子理论，通过物理方式和化学方式的改造，出现了分子料理和分子美食。

分子料理的基础是维持食材本身的味道和香气，使其形态多样化。正如美丽的绘画作品一样，看到它的人会被其欺骗。虽然是苹果的样子，但却是泡菜味道的冰激凌；虽然是鱼子酱的模样，尝起来却是芒果味的。人们会认为这是"拿食物开玩笑吧"，但分子料理菜肴的模样、香气、颜色的确如此。以前，模样、香气、颜色是唯一可判断食品安全和营养的方法，与以往经验不同的就是假的。虽然这些标准已经不适用于分子料理，但本质却是相同的。菜肴是各种不同化合物的混合，味道是烹饪经验的差别，并不是在化学构造上有特别的差异。香料只起到刺激感官的作用，可以说在营养方面没什么意义，但目前的问题不是营养不足，而是怎样满足感官的需要，所以刺激感官可以说是香料全部的价值。所以，我们有必要认真了解一下分子料理的理念。

我们都喜欢美味的食品

多亏对大自然的不断改造，人类才能维持今天的人口数目。如果不曾发明农耕及其他技术，世界人口不会像今天这么多，也不会存在人类文明。100年前，因为微生物和寄生虫的威胁，人类的平均年龄比现在短20～30年。对延长人类寿命做出巨大贡献的，是充足的食物和逐步改善的卫生条件。舒适的住宅、适宜的生活环境等也是延长寿命的决定性因素。自从抗生素和减毒疫苗被发明后，人类的死亡率就大大降低了。供暖原料由木头、蜂窝煤变为石油、天然气，降低了一氧化碳中毒和因火灾而死亡的可能。微生物学者勒内·杜博称，在消灭传染病的过程中，比起药物及医疗技术的发展，开发易机洗的廉价纯棉内衣更加有效。他还称，住宅中是否用透明玻璃采光及下水道设施的优劣，对健康也都起到了很大的作用。

我们熟知的对食物的负面评价大部分来自于摄入过量。人们把由过度饮食引发的问题当作食品质量问题来解决，这都是片面知识引起的。我们的食物是通过多次检验、严格挑选的安全食品。我们面临的问题不再是应该吃些什么，而是应该怎样少吃。很多消费者选择食品的标准不是其营养含量的多少，而是其有多么美味。当然，如果同时价格低廉就更好了。食品公司把产品投放到市场，最终的销售量由消费者决定（购买）。到目前为止，有无数的新产品投放市场，其中精心制作的产品很多，也有很多是放入了有益健康物质的产品，但这些都失败了。只要提供正确的标准，食品公司就可以做出符合标准的食品。即使法律禁止使用所有的添加剂，加工食品依然可以生存，只是价格昂贵罢了。

素食未必就健康

最近吃素的人渐渐增多，但称"吃素是摄取优质营养的方法"却有些过分。很多人并不适合吃素，而且吃素本身也有很多缺点。无论是食素，还是食肉，重要的是摄入量，而不是食物的种类。事实上，体重低比超重更危险，体重稍微增加一点并不会危害健康。虽然西方人称标准体重有益于健康，但亚洲人中超重且长寿的大有人在。饮食是生存的必需要素，没有食物就没有健康，没有健康就没有一切。而且没有什么比享受食物更美好的事了。不要过多食用，应适当地摄取食物。

熟悉的食物能带来安全感

最初太空食品被制作成牙膏一样的管状，虽然吃起来方便、便于携带又安全，而且在营养学上堪称完美，但宇航员却不喜欢这样的食物。后来就把冻结干燥后的日常食品带入宇宙，用水泡到接近其原样再食用。宇航员选择了不方便且被放射线照射过的食品，而非方便科学的软管食品，因为即使意志坚强的宇航员也无法忍受"难吃的食物"。

食用家常食物能带来如家一般的舒适与安全感。味道（气味）刺激记忆中枢使我们联想到过去，气味如同久藏于树丛中的地雷一样使以往的记忆爆发。焚烧落叶的气味会使我们想起吃烤红薯的事情，因为这种感觉瞬间产生，所以在思考之初就已经触动内心深处。因此我们在认知特定的气味时，在理解其本身或原因之前，就陷入无法知晓的感情中。

新的刺激给我们带来压力和疲劳。缓解压力的最好方法是让熟悉的食物带来舒适感和安全感。家乡的美食把宇航员与地球瞬间联系到一起，把海外的游子与祖国联系到一起。可乐是由磷酸盐、咖啡因和碳酸盐组成的，碳酸盐既是最美味、最具能量的砂糖的主要成分，又是ATP（三磷酸腺苷的缩写，是生命活动能量的直接来源）的构成成分；咖啡因与腺嘌呤形态类似，使大脑不会感受到疲劳；碳酸存在于原始海洋中，能使血液的pH值稳定，消除压力。美国人喜欢喝可乐，不仅是因为可乐无菌，具有安全性，更重要的是，无论走到哪里都会使人感受到家乡的气息。

韩式拉面（方便面）：韩国人的传统食物

每次谈到有害身体健康的食物时，人们都会想到方便面。方便面因各种理由被当作有害食品，但也有人称方便面是好的食品。2011年5月，韩国蔚山大学食品营养专业的食品毒性专家崔石英教授以"方便面是对人体有益的食品"为主题进行讲座，此讲座成为了当时的热门话题。

崔教授称：方便面这种食品最适合性子急、喜欢热汤、喜欢辣味的韩国人，而且方便面的热量适当，包含人体必需的营养，放入鸡蛋、葱、泡菜还能补充蛋白质和维生素。实际上，方便面中的钠含量比刀削面还低。若仍然感到不安的话，可以调节汤水量，汤水不全喝掉也没关系。有人说炸面饼用的油不好，但厂家用油是经过严格管理的，很干净。也有人认为方便面中使用过多的防腐剂，但方便面的水分不到4%，没必要使用防腐剂。大家对方便面存在很多误会，其实方便面是对人体有益的食品。

最近外媒报道的胃镜照片又引发了人们对方便面的不信任。在美国媒体艺术家与哈佛大学消化医学学者共同制作的视频中，出现了食用2小时后方便面在胃中依旧未被消化的情况。若这是事实的话，方便面岂不是只提供饱腹感，而不会被消化吸收的完美减肥食品？有一种营养物质同样因不被消化吸收而备受称赞，那就是膳食纤维。膳食纤维本身并不好吃，口感差、饱腹感也不强，所以人们只是嘴上说好罢了，实际上我们都不太喜欢加入膳食纤维的食品。而方便面很美味、饱腹感强，还是不易消化的完美食品，这算是意外发现的优点。

有很多韩国人在海外旅行时携带方便面。为什么在众多食品中选择方便面呢？在韩国国内，人们特意寻找各国食品代替韩餐，出国后却不习惯各国当地的口味纯正的食品，旅行包里总是塞满了廉价的方便面。但有什么办法呢，这是我们的身体和内心做出的选择。从熟悉的饮食中产生的满足感与从华丽的饮食中产生的满足感完全不同，方便面已经成为我们身体最熟悉的传统食品。请不要再贬低我们钟爱的方便面了。

廉价食品未必就是不好的

昂贵的假药比廉价的假药疗效好，虽然这听起来有些荒谬，但却是事实。杜克大学的丹·埃里利教授做过一个实验，他把实验对象分为两组，分别给他们服用安慰剂（一种模拟药物，感官上与药物相似，但不具有药理作用）。他对一组人称提供的是每片2.5美元的药物，对另一组人称提供的是每片10美分的药物。结果显示，服用昂贵安慰剂的人比服用廉价安慰剂的人在电击中受到的痛苦少。安慰剂效应其实就是一种心理游戏，如果医生和患者都相信这种药有效，并在给患者开安慰剂处方时，对患者说那种药很贵或很难购买，比起对患者说药物很常见、很廉价，会起到更好的效果。并且，医生这样的权威人士开具的安慰剂处方要比自己在药店中购买的药物产生更好的效果。食品的味道也是如此，昂贵的、对身体有益的食品就美味。

世界上存在以下几种食品类型：

A. 高级食材、美味、价格昂贵：有能力的消费者喜爱的食品

B. 高级食材、美味、价格低廉：消费者的欲望

C. 普通食材、美味、价格昂贵：狡猾的食品生产商

D. 普通食材、美味、价格低廉：合理的消费或假冒食品

E. 劣质食材、美味：不可能的事物

虽然A型也很好，但在现实中是不可取的。一般消费者梦寐以求的是B型食品，但那只不过是消费者的一厢情愿。C型可以说是在欺骗消费者，是食品生产商有宣传销售能力罢了。事实上，C型食品是最符合资本主义

需要的。资本主义是靠利益运转的，利益大就是附加价值大。但如今因过度竞争，C型食品几乎消失了。最近出现最多的是D型食品。对D型食品最不满的人，大多数是所谓的饮食评论家和健康专家。比如，想以低廉的消费吃到真正的蟹肉几乎是不可能的，能买到的只是蟹味肉。而蟹味肉和真正的蟹肉在营养和食品安全上没有太大的差异，只是价格差异大，味道略微有些不同罢了，消费者只要开心享用就可以了。真正蟹肉的香气也是某种化学物质释放的，并不是说蟹肉就是更安全、更健康的食品。这只是感觉上的区别，与健康毫无关系。

最近咖啡非常流行，很少有像咖啡一样奇妙的食品。猫屎咖啡作为咖啡中的名品得到认证。马来麝香猫吃掉咖啡果肉，人们捡起它排泄出的粪便，仔细冲洗、晾干后烘焙，就制成了猫屎咖啡。栗子或核桃这种表皮坚硬的坚果种子毒性小，所以我们吃的是里面的种子；而像杏或桃子的种子有毒性，所以只吃外面的果肉，不吃里面的种子。如果这样推断，其实咖啡豆也是应该只吃表面果肉、不吃里面种子的食物。但我们恰恰扔掉果肉，并且将种子通过最危险的加工方法——烤炙（烘焙）制成香料来食用。仅在咖啡中含有的化学物质就超过1 000种，其中咖啡因是人们吸收最多的有害物质。我们一年摄入的来自香料的有毒物质比摄入的残留农药还多，即使有这么多的危险毒素，人们依然会寻找"美味的咖啡"来饮用。

我家附近有家饭馆，他家的紫菜包饭味道非常好。把用丰富食材精心制作的紫菜包饭放入口中的瞬间，食客便被征服了。当然也有用普通食材制作出的口味一般的紫菜包饭，廉价紫菜包饭的魅力则需要在咀嚼中才会慢慢散发出来。虽然我不太回味食物的味道，总是急匆匆地吃掉它们，但在吃这家紫菜包饭时，我一定会细细品味。因为那样做才能感受到美味，在廉价的紫菜包饭中感受到美妙，味道只属于会享受它的人。

为什么新上市的冰激凌不容易受欢迎

曾有人调查过2007年市面上最受欢迎的冰激凌，都是1974—2003年间研制的、上市以来经历了多年考验的品种。新开发的冰激凌品种在刚上市时可能会一度占年度总销售量的一半，但经过一段时间，便会销声匿迹，市场上还是只卖以前的产品。因为不良知识造成深度的不信任，人们只愿意相信曾经吃过的食品。于是期待冰激凌新产品渐渐地变得困难，包括目前向国外出口的产品大部分也都是以前研制的。不良知识不仅对消费者有影响，也使世界变得单调无趣。某个电视节目中出现了燃烧香料的画面，声称燃烧天然香料会散发出好的气味，相反，燃烧合成香料会出现难闻的气味。但实际上，若分别燃烧天然橙味香料和合成橙味香料的话，天然橙味香料不仅烧得更旺，还会产生大量的浓烟，味道也难闻。所有的有机物都可以燃烧，燃烧的味道与食品的安全性是无关的。

冰激凌中存在促进吸收致癌物的乳化剂吗

像牛奶蛋白质中的酪蛋白一样作用明显的乳化剂很稀少，所以实际上没有必要在冰激凌中再加入乳化剂。换句话说，若放入比酪蛋白乳化能力低的乳化剂，反而会干扰酪蛋白的作用，使乳化变得不稳定。为了更容易地搅打冰激凌，在冰激凌中要使用乳化剂，为此而使用的乳化剂是在普通油脂（三酰甘油）基础上除去2个甘油酯的甘油单脂。而甘油单脂的安全性与油脂的安全性是一样的，没必要担心。

冰激凌中存在促进吸收化学物质的稳定剂吗

使用稳定剂（增稠剂）是为了不让冰激凌融化。与乳化剂一样，稳定剂被称为"促进吸收危险化学物质的危险物质"。但在冰激凌中使用的稳定剂是完美的膳食纤维，它是效果最好的水溶性膳食纤维。膳食纤维会干扰营养成分的吸收，是容易产生饱腹感的优秀减肥营养素。无论是重金属元素、矿物质、脂肪，还是化学物质，膳食纤维都可以干扰其吸收。虽然它不区分好坏地一视同仁，但对现代人来说，只要抑制吸收就是优点，就会受到称赞。认为膳食纤维帮助吸收危险化学物质的人是因为不知道膳食纤维为何物，他们是在"炫耀"自身的无知。

冰激凌中存在防腐剂吗

虽然有人称在冰激凌中使用了防腐剂，甚至使用了抗氧化剂、亚硫酸、漂白剂。但事实上，在冰激凌中没有理由放入这些物质，而且因为违法也不可能放入这些物质。冰激凌是可在冷冻状态下直接食用的产品。冷冻不仅可以冻结微生物，还可以减慢腐败的变化，所以没必要使用防腐剂。对于食物来说，若温度降低10℃，保持其品质的期限就可延长10倍，例如牛奶在10℃的环境中可保质10天、0℃可保存100天、-10℃可保存1 000天、-20℃可保存10 000天。因为冰激凌通常在-20℃的环境下保存，所以对于冰激凌来说，保质期并不重要。重要的是保存的温度。因为是冷冻食品，冰激凌的味道和营养得以保持原样。

冰激凌是对减肥有益的食品吗

"吃巧克力、冰激凌，以及喝碳酸饮料都会使人变胖"这样的话我们听得耳朵都长茧了，但事实是巧克力与肥胖无关，反而有很多研究结果表明吃巧克力可以预防肥胖；也有研究表明碳酸饮料与肥胖并无关系；吃完食物后再吃冰激凌确实不好，但吃完冰激凌后再吃饭，可以减少饭量，所以能减肥。

如果食物蓬松、体积看起来大，就能少吃一些。冰激凌中50%是空气，其松软的原因就在于此。冰激凌的一半是空气，剩下一半的70%是水，所以与同体积的香蕉相比，冰激凌的热量更低。英国诺丁汉大学的理

查德·福克斯博士称，乳状食物的饱腹感强，而且会持续很久，所以比起直接食用香蕉，榨香蕉汁的饱腹感会更持久。冰激凌靠牛奶蛋白质（酪蛋白）来维持乳状，由于乳状食物会带来更多的饱腹感，所以冰激凌比其他食品的糖负荷（一定重量的食物对人体血糖影响程度的大小）更低。我们摄取的一半食物是用于维持体温，体温上升1℃，代谢量增加10%。吃冰激凌体温会稍有下降，但为了提高体温，人体会再次消耗热量。

二、我们已经做到对食物精挑细选了

科学家推测地球上有1 000万种生物，而人类的食物只占生物总数的极少部分，其中主要食用的农作物不过二十余种，我们正是从这二十余种农作物中获得身体所需的大部分营养。为什么只栽培数量如此有限的农作物呢？那是因为其他的植物不适合食用。大部分植物是由动物的消化系统不能消化的坚硬组织构成的，这是植物最基本的生存策略。并且所有植物都毫无例外地会产生各种毒素，就算是可食用的部分也都含有天然农药成分。植物、动物和微生物全都是通过竞争而生存下来的生物。人类通过火不仅减少了食物的细菌，还净化了其毒素，我们就是这样食用食物的。

通过种植的过程，不仅提高了可食用作物的产量，还通过选育进一步降低了本身就是低毒性农作物的毒性，所以改良品种比野生品种的毒性更低。当蜂群和害虫靠近植物时，植物会分泌大量防御毒素；危险降低时，防御毒素的分泌量也会降低。天然毒素也好，人工毒素也罢，都会在我们体内发生作用。在以前食物不足的时候，人们会不得不食用对身体有害的有毒食物。我们所吃的杀虫剂成分的99.9%是食物（植物）的天然成分，但植物的毒素含量是我们的身体可以充分分解的。身体适应了植物的毒素，所以我们几乎感觉不到其危害。

地球上的3 000万种化学物质大部分来源于植物，纤维素和淀粉是含

量最多的两种有机化合物。添加剂也存在于3 000万种化学物质中，包含200多种天然添加剂和400多种合成添加剂。虽然有这么多令人讨厌的添加剂，但1 000万种生物形成3 000万种化合物，人类只用30种原料就制作成10万种。虽然人们对合成品有所担心，但大部分的原料是从天然物质中精挑细选出的。历经数十年，人们几乎寻遍了整个自然界，但仍然没有找到更好的替代品。

万物皆为化学物质。人类本身是化学物质构成的，食物也是化学物质构成的，连水都是化学物质，但人们却讨厌化学。人们并不认为了解化学是为了更好地活用化学，一面以错误的偏见憎恶它，一面期待生活发展变得安全，这是不合理的。

身体需要的才是正确的

植物用水和二氧化碳就能合成所需碳水化合物和脂肪，就算只有硝酸盐也能合成蛋白质，并且植物生存只需要非常少量的磷酸盐、硫酸盐和矿物质，这样看来植物必需的主要营养对人类来说都是剧毒。植物不需要某种有机物质，当然也不需要某种维生素，几乎是自给自足的生命。所以我们食用的土豆或水稻的基因数量比人类的还要多。没有嘴也没有消化器官的植物不以肥料中的有机物为食，而是吸收杂菌分解的物质和杂菌尸体分解产生的少量硝酸盐、磷酸盐和硫酸盐。对植物来说，化学肥料和有机质肥料都是一样的。

虽然草食动物只吃草，但它们拥有比肉食动物更发达的肌肉。蜂鸟只靠食用糖分生存、鲸只吃虾也能活、熊猫只吃竹叶、松鼠只吃松子、水獭只吃鲜鱼、食蚁兽只吃蚂蚁、蜥蜴只吃树皮……它们都有各自的生存之道。考拉以营养少、桉树油含量大的有毒桉树叶为食，因为它有咀嚼树叶并消化吸收其中营养的能力，也拥有解除桉树叶毒性的能力。考拉将自己的能量消耗最小化，靠睡眠进行消化和解毒。因为仅靠叶子的水分就能生

存，所以不用另寻水源。也就是说，考拉适应谁都无法食用的食物（桉树叶），与其他动物没有食物上的竞争，过着最小限度消耗能量的生活。

鲸是生物史上体形最大的动物，但它把小小的磷虾（南极虾）作为食物，一头鲸每天要吃掉4 000万只（约3.6吨）磷虾。鲸鱼把夏天吃掉的磷虾储存在体内，剩余的时间什么都不吃也可以存活。牛与马吃草却有强劲的力量，陆地上体形最大的大象也是草食动物。可见为何为食物是生物适应自然的产物，也是进化的结果，而不是用营养价值来衡量的。

土豆是最平常不过的食物，所以人们认为它很久以前就存在了，但事实上土豆大量栽培的历史不过300年。土豆的主要成分是碳水化合物，但其中包含了除钙、维生素A、维生素D外的所有必需营养素。作为健康食品，加上一些乳制品，土豆的营养就均衡了。

有人只吃肉，不仅维持生命，身体也变得更好了，因纽特人就是那样。他们只吃水獭、鲸、驯鹿和鱼等肉食，几乎不摄取蔬菜这种植物纤维。即使如此，他们也健康地生活着。

特别的饮食习惯真的会危害健康吗

崔先生有"每天早饭吃一只鸡"的特殊饮食习惯，这引起了人们的关注。他说："感觉不到蔬菜、水、咖啡、面包、面粉、豆芽的任何味道，所以不吃。"他还说："也许是体质关系，觉得肉有味道，所以只吃肉。"即使如此，崔先生还是很苗条。

李女士每天摄入2千克的砂糖，两年间摄入的砂糖量达到了1.5吨。但她的身材堪比模特儿，非常苗条。她从两年前开始喜欢甜食，称："减肥减掉了13千克，减肥后非常想吃甜食，有一天在家中找不到甜食，就吃了砂糖，非常好吃。从那以后就开始吃糖了。"她还说："虽然对砂糖上瘾，但没有出现体重反弹现象。"

金先生称自己6年中吃掉的巧克力数量达到了1.2吨。他吃蘸满黏稠巧

克力酱的方便面，也在白米饭上拌巧克力酱，平时还用便携小容器制作巧克力五花肉芝士火锅，但他却很苗条。

金先生58岁，是调味料的爱好者。吃米饭时拌入调味料，餐后喝咖啡时也放入调味料。他的理由是食物不放调味料就散发不出美味。他说驾驶座旁边经常准备着调味料，红灯时稍微吃点儿，能缓解疲劳。这样算一算，一个月的摄入量为6千克，38年吃掉的调味料足有2.7吨，但这并没有对他的健康造成影响。

韩先生6年间吃掉3.2吨柠檬。自从在广播中听说柠檬要如何食用以后，他就把柠檬泡在食醋中当作饮料饮用，他依然很健康。

有特殊饮食习惯的人若进行健康检查，身体是不会有什么问题的。其实我们身体的适应力很强，不会出现健康问题，所以可以继续特殊的饮食习惯。当然，有保持着均衡饮食却健康状况不佳的人也不在少数。

三、"如何吸收"是重要的

人类是由25种元素构成的，其中碳、氧、氢、氮超过95%，或者说人类是由65%的水、少量的碳水化合物、脂肪和相当量的蛋白质构成的。除了这些成分和骨头中储存的钙和磷以外，剩下的所有成分总和还不到1%。如同我们单纯的身体一样，我们的饮食也没什么不同——植物以碳水化合物为主，动物以蛋白质为主。

对食品本身重要的研究发现在数十年前就已经结束了，包括了宏量营养素（碳水化合物、蛋白质、脂肪）、微量营养素（矿物质、维生素）和标准量。我们进食的食品分子只是转化成为我们体内的构成分子而已。碳水化合物完全分解为葡萄糖，蛋白质完全分解为氨基酸，它们以完全不同的形态重新组合。因此，食品的产地及加工与否都是无意义的。

最近宠物的寿命也比以前增加了2倍，最大的原因是100%食用人工饲

料（狗粮）。吃狗粮的宠物狗不生病、没有味道，还不掉毛，但现在仍然有人说加工食品是不好的。并且，人工饲料因为不含水分是不需要添加防腐剂的，竟然还有人质疑其中防腐剂的有害性。人工饲料以肉类（狗粮含50%以上，猫粮含75%以上）为主，不含蔬菜。人工饲料是经过加热杀菌的，并且不含水分，所以被致病微生物污染的概率很小。可见，100%加工食品不仅价格低廉，而且能使狗的寿命延长2倍，是最好的长寿食品。

摄取、吸收和储存是完全不同的概念，我们只要关心最终被吸收利用的物质就可以了。无论是饭菜、毒素、药物，都需要经过消化吸收的过程才能通过细胞膜，光凭"吃"是不能全部被吸收的，因为未经分解的大分子是不能通过细胞膜的。我们体内血液的pH值为7.4，pH值即使有0.1的变化都非常危险，会威胁到生命。但我们食用的食品大部分pH值都偏酸性，例如饮用饮料的pH值为3.5以下，柠檬和食醋pH值为2.5以下。虽然我们食用的大部分食物为酸性，但无论怎么吃，我们血液的pH值也不会发生变化。人们认为吃糖会导致血糖值升高，但血糖升高也会促进胰岛素分泌，反而会降低血糖。晚餐暴饮暴食，很快出现了饱腹感，这是因为胰岛素分泌增多，不久后血液中的血糖反而降低，人会重新感到饥饿，这与吃夜宵是一个道理。

骨质疏松与碳酸饮料有关吗

调查显示，因骨质疏松接受治疗的女性患者人数是男性患者的13倍。如果在骨骼形成的过程中缺少了必需的钙质，就会出现骨质疏松。患者会感到骨头疼，并且受到轻微的冲击或摔倒都会很容易发生骨折。已经绝经的女性因雌性激素分泌减少，骨骼硬度降低，容易形成骨质疏松。

"可乐能使骨头溶化"的说法过于危言耸听。目前的说法是"可乐会降低骨骼中钙与磷的结合率，从而影响钙质吸收"，这是正确的。相比骨头的主要成分——钙，人们并没有提及可乐中磷酸盐包含的磷。骨头中所

含无机物的50%～58%是磷，37%～40%是钙。也就是说，骨头不是由钙构成的，而是以磷为主要成分构成的。那么，骨头只是由无机物（磷和钙）构成的吗？并非如此。无机物只是骨头的一部分而已。组成骨骼的各种成分中，胶原蛋白是最重要的。了解一下软骨就容易明白了。虽然软骨坚硬，但却是由含有一定柔韧性的基质这一特殊组织构成的，大部分纤维成分由Ⅱ型胶原蛋白构成。胶原蛋白是软骨的主体，所以骨头的必需物质是胶原蛋白。胶原蛋白是在坚硬构造体（骨骼）的中间缝隙中嵌入的。

钙质的主要作用是形成骨骼，这也是个错觉。骨骼中的钙占体内钙元素的99%，只有1%溶于体液。实际上，钙元素的重要的功能全靠这1%。没有钙，就不会有生命现象本身。因为钙很重要，所以才采用以骨形态储存的方式，不是因为其坚固才形成骨骼的。如果要选择更坚固的物质，不如考虑一下碳元素。看看只由碳构成的钻石、比钢铁坚硬20倍的碳纳米管，您就能理解这种选择了。帝王蟹坚硬的表皮完全不含钙，而是由葡萄糖和类似糖类、保持木质坚硬的纤维素葡萄糖构成的。若没有磷（可乐的磷酸、添加剂磷酸盐类），不仅没有骨骼，也没有生命能量物质ATP；没有酶的磷酸化，关联反应会变慢1亿倍；基因（DNA、RNA）也不会存在。所以，骨头中含有人体95%的磷，其中有10%在细胞内。但磷比钙易吸收，所以体内不缺磷元素，它只是受到轻视罢了。但钙与磷同时食用是无知的行为，因为二者会相互结合、不易吸收。此外，也不应与其他矿物质同时服用。

我们需要的是钙，而非直接食用磨碎的骨头，我们体内的骨头也不会因为食用骨头而变坚硬。随意补钙，但钙并不能到达骨骼。钙的来源很多，我们却不知道怎样做才能使钙有效地沉积在骨骼上。这样基本的事情都不能解决，却忙于渲染某种成分的功效，意义何在？

骨骼很坚硬，一次性构成就可维持其形态，这也是错觉。根据破骨细胞分解、再生骨细胞的速度，只要7年时间，全身的骨骼就会更新一遍。

腰疼是因为腰部承受了太多压力吗

大部分人腰痛是因肌肉或韧带承受过大的压力而造成的"单纯腰痛"，休息1～2周就可恢复。很多人患有腰椎间盘突出、椎管狭窄、负重韧带骨化等脊椎病引起的"病态腰痛"，其中要求进行手术的人不到10%，大部分腰痛的人通过休息或自然疗法就可治愈。腰痛并不是由于久坐于桌前给腰增加负担形成的，而是腰部缺乏锻炼，致使骨头与肌肉变弱造成的。宇航员长期处于失重状态，直立行走很费力，骨头变弱，恢复回来需要很久的时间。预防腰痛，可以适当地跑一跑，只有加强腰部锻炼才会缓解腰痛。

自然发酵食品和工厂发酵食品的成分不同吗

我们的口味有时真是让人捉摸不透：大部分人喜欢刚刚采摘的新鲜食物；比起杀菌牛奶，很多人更喜欢冷藏牛奶；比起常温果汁，人们更喜欢冰镇果汁，所以很多产品由常温食品变成了冷藏食品。另外，人们喜欢久藏的食物、喜欢发酵产品，所以在韩国泡菜很有人气，大酱只有超过3年、威士忌超过10年才能更受欢迎。但并不是说发酵就能形成对人体有益的成分。其美味是因为一部分聚合反应，苦味被完全除去或因分子重新组合而减少了苦味，也可能是出于对过去记忆的甜蜜体验。

提及发酵食品的功效时，一定会谈到乳酸菌。乳酸菌在自然界中随处可见，我们的食物，如酸奶、泡菜、米酒和大酱中都含有大量的乳酸菌。乳酸菌对营养成分进行不完全分解，形成乳酸。如果因剧烈运动导致氧供应不足，我们的体内也会形成乳酸。乳酸在我们的肠道中起到的最重要的作用是抑制其他细菌繁殖，它是体内乳酸菌制造的强力保存剂。肠中有100兆微生物，如果随意增长会出问题。乳酸菌制造对细菌有毒的乳酸，起到抑制细菌肆意增长的作用，这对我们的身体是有利的。但口腔中的乳

酸菌会分解附着在牙齿表面的营养，形成乳酸，这些乳酸会破坏牙齿表面涂层，诱发龋齿。

发酵可把大分子营养物质分解成小分子，变成有益消化、吸收的状态，这是发酵的优点。利用细菌分解与利用氧分解最大的差异是什么呢？用氧分解的酱油、老式制法的酱油、工厂培养菌制作的酿造酱油，这3种酱油哪种最好呢？事实上，老式制法的酱油最复杂，数量众多的杂菌附着在酱曲上，在激烈竞争的同时分解大豆，形成更多的营养物质；酱油缸中充满杂菌，放入满满的盐作为防腐剂，大豆与杂菌的尸体一起充分积压，减少因化学反应产生的坏气味，进而生成浓厚的味道；最后分离酱曲，煮沸浓缩，形成老式酱油。酿造酱油就是利用大量杂菌，分解大豆形成多样的物质，并在很长时间内，选择各种细菌中最有效的、分解味道最好的在低温度中快速制成的酱油。不用大豆蛋白质作为微生物的酶，用盐酸进行分解后，使之中和而制成的分解氧酱油，也叫配制酱油。成分当然是配制酱油单纯，所以味道也不够浓厚，通常与酿造酱油混合形成混合酱油。

胃中的胃酸是体内消化过程的第一步，确切地说，就是用盐酸使蛋白质变性。在体内用盐酸分解蛋白质没什么特别的，但用于体外分解食品中的蛋白质就会被认为是不安全的，而事实上我们已经勇敢地使用这种技术，而且并没有发现其具有危害性。酱油由大豆制成，大豆则是由蛋白质组成的，甚至转基因大豆也是蛋白质组成的。完全分解蛋白质会得到氨基酸，氨基酸之间并没什么差别，分辨不出哪些是有机大豆得来的，哪些是普通大豆或转基因大豆得来的。酱油制造也是如此，分解大豆并不能形成新的氨基酸或中和消失，只是能制造出几种部分氨基酸排列发生改变的蛋白质，这些也只是数十万种蛋白质中的极少部分。如果是分解的话，连这个差别都没有。毒性分子也可以被分解从而消除毒性，所以分解的酱油是安全的。

世界上没有绝对优质的食品，也没有太危险的食品。只是周围的评

价时好时坏,才给我们留下那样的印象。以前,外国人认为泡菜和大酱是不卫生的,虽然学者和众人做了很大的努力,但其实我们没必要去卖力宣传,让所有的人都喜欢它,只要喜欢它的人能轻松享受饮食就可以了。这是文化与选择的问题。

过于洁净的环境反而会导致疾病吗

虽然有人主张天然的就是无毒、无不良反应的,但即使最安全的体内天然防御措施——免疫系统也有过敏、自我免疫缺陷等病态情况存在。我们身体中最严重的威胁是体内的免疫。过去过敏性鼻炎并不常见,但现在鼻炎患者增多了。2002年发表的资料显示,过去30年间,在所谓的先进国家中,15%~20%的儿童被过敏性皮炎折磨过。韩国也不例外,过敏性疾病逐渐增多了。不仅有过敏性鼻炎、过敏性皮炎,现在就连哮喘也被称为是"过敏性疾病"了。在生活水平高的国家,这些疾病的发病率增高得更多。

通过比较发达国家与发展中国家、城市与农村间的过敏发生率发现,发达国家与城市居民中更多的人被过敏折磨着。所以人们对过敏的原因——过于干净的卫生环境产生了怀疑,这被称为"卫生假说"。对我们的祖先来说,寄生虫是威胁生存的最大问题,我们的身体为了应对这一点,利用IgE(免疫球蛋白抗体,是参与过敏性鼻炎、过敏性哮喘和湿疹等发病机制调节的主要抗体)进化了免疫体系。问题是,发达国家中大部分儿童会服用驱虫剂,所以不会感染寄生虫。这使得迅速变化的生活环境与反应迟钝的身体间出现了矛盾,这也说明了过敏与特应症的主要发病原因。在干净的卫生条件下,因免疫系统没接受适当的挑战,身体的自然防御体系对花粉等其他物质会产生过敏反应。小时候处于较差环境中的孩子免疫系统活跃,所以不会发生过敏现象。在干净室内环境中生活的城市孩子反而对微小的灰尘都很敏感,于是变成了过敏体质。

通过韩国国内的流行病学研究,卫生假说已经被证实。2011年10月,翰林大学诚心医院的李素延教授以大城市、小城市和农村3个地区的1749名9～12岁的儿童为对象进行调查，结果显示，运动诱发的哮喘发病率为农村8.2%、小城市12.7%、大城市13.2%，大城市最严重；过敏性鼻炎的诊断率为农村13.2%、小城市19.4%、大城市35.2%，大城市是农村的3倍；过敏性皮炎的诊断率为农村18.3%、小城市23.2%、大城市28.0%，与之前研究的趋势相同。调查称："这是因为农村孩子经常处于包含农场动物及动物排泄物的多种微生物环境中，形成了较好的免疫力。"父母从事农业或畜牧业、孕妇与农场动物接触、拥有牲口棚、饲养宠物、母乳喂养、有年龄大的兄弟姐妹等，这些情况都减少了过敏的发生。相反，婴幼儿期使用抗生素虽然能减少感染，但也提高了过敏的发生率。

卫生假说虽然需要细致的检验过程，但能够证明此假说的例子很多，如城市中哮喘和过敏发生率急速上升的事实。小时候接触些存在于灰尘中的弱小病毒，可以稍微提高免疫功能，但城市的孩子们却失去了这样的机会。随着他们不断长大，非常小的病原菌都能引起过度的免疫反应，也就是因为免疫系统的故障引起过敏反应。只有无菌状态是干净的，坚信这会对健康有益的医学常识的人，事实上却犯了大错。卫生假说称，若不过度干净地养育孩子，那么投入到过敏等治疗的巨额医疗费用就会大幅减少，也能够在初期预防这些折磨现代儿童的，甚至是致命疾病。

生活得不要太清洁。太干净的话，体内的免疫体系会出事故，没有比自己攻击自己的免疫疾病更可怕的疾病了。越是干净，过敏的发生率就越会增高。

—————— 第七章 ——————
感觉——大脑制造的神奇体验

一、我们是如何感觉味道的

无法抵御的饥饿和无法放弃的饮食享受是减少食量的过程中遇到的最大问题，从味道和香气中获得的快感使我们对美食欲罢不能。但味道到底是什么，香气又是什么呢？很少有人知道正确的答案。多数的电视美食栏目和美食书籍以诱人的画面刺激我们的胃肠，让我们忍不住收看和购买，但没人能告诉我们为什么那样能做出美味佳肴。美食博客博主和美食家只关心吃什么，对味道和香气的本质是什么、我们该怎样做、为什么会有那样的感受却没有进行说明。

了解味道和香气的本质，探寻感受味道和香气的机制，是非常有意义的。事实上，仅仅了解嗅觉的形成机制就可以找到答案。理查德·阿克塞尔和琳达·巴克发现嗅觉细胞中的G蛋白偶联受体（GPCR），并以此获得了2004年的诺贝尔奖。不仅是嗅觉和味觉，连视觉的产生都是G蛋白偶联受体的功劳。不光是感觉，生存也取决于G蛋白偶联受体的正常运转。比如说饱腹感，人体也要通过G蛋白偶联受体来感知的。一半以上的药物靠G蛋白偶联受体来发挥作用，G蛋白偶联受体甚至关系到免疫与癌症。其他形态的受体也与G蛋白偶联受体相似。若了解了G蛋白偶联受体，其余的就容易理解了。

作为蛋白质，G蛋白偶联受体的体积算是小的。G蛋白偶联受体存在于细胞膜中，它的特征是以外侧为起点7次通过细胞膜，这种蛋白质的独特功能是可以感知到细胞膜外的分子形态。人眼看不到分子，但我们的身体自古以来就有分辨分子的"眼睛"。到目前为止，体内已被发现的G蛋白偶联受体有800种。所以，G蛋白偶联受体可以认知为800种以上的分子。根据构成800种蛋白质的氨基酸种类，G蛋白偶联受体会改变处于细胞膜外部的蛋白质立体结构。打个比方，G蛋白偶联受体就相当于钥匙孔，钥匙孔不同了，钥匙也不同。生命之锁虽然精妙，但构造不够精巧，所以要用800种以上的分子开启这把锁（G蛋白偶联受体）。然而并不是打开锁就能开启大门，还需要打开开关。

舌头上有40种G蛋白偶联受体，这使我们可以感受5种味道，分别是甜味、咸味、香味、酸味、苦味。其中感受苦味的G蛋白偶联受体有30种，占3/4。因为过去苦味是有毒的代表，对于生存识别苦味是最重要的。剩下的10种G蛋白偶联受体感知甜味和香味。鼻子中有375种G蛋白偶联受体，其实原来有超过1 000种，现在60%以上都退化了。我们体内的基因超过2万个。虽然视觉接受外界90%的信息，但是仅仅占用了3个基因，而嗅觉却占有375个基因，这是很庞大的数字。嗅觉是最初的感觉，所以携带大量的基因。而且嗅觉也对身体有着深远的影响。

身体的G蛋白偶联受体能"感受"到美味

位于细胞膜中的G蛋白偶联受体通常以"关闭"的形态存在，若遇到成双的分子，受体的结构会变为"开启"的形态，形成二次信号物质传递信号。这就是全部，没有其他的功能，但是看似简单的机制却使G蛋白偶联受体变化多端，因为它是连接大脑和DNA的。

G蛋白偶联受体有两大运转形态，首先我们看一看它是如何感觉外部的某物质并向大脑传递信号的。感觉细胞的G蛋白偶联受体都以电信号形式通过神经细胞传递到大脑的特定部位，完成一次联合。舌头感受味觉、鼻子感受嗅觉、眼睛感受视觉，感觉细胞传递的并不是具体的味道或香气。简单地说，与电脑数据处理原理相同，是二进制的，也就是相同的G蛋白偶联受体根据位置不同其功能也不同。舌头上的G蛋白偶联受体认知香味（蛋白质），脑中的G蛋白偶联受体认知神经递质（脑的苏醒作用）。

信号并未在一次联合后结束，而是再次以二次联合继续传递，形成感觉的联合。感觉的联合并不简单，相当地精巧，但也不完美，会受到干扰，发生波动及失误。但仍应给予适当的信任，波动是适应变化的灵活性方法（脑的可塑性）。感觉联合只有具备所有条件才能说明产生味道的真正原理。水果不好吃是因为甜味不足，食物味道不佳是因为缺少盐。若正确地理解这句话，就能理解感觉的联合。饮食大体分为主食和副食。主食有咸味（盐=矿物质）与香味（MSG=蛋白质）调和的香气，副食有甜味（葡萄糖=碳水化合物）与酸味调和的香味。放入MSG味道马上变好，这不是因化学作用，而是因脑的感觉联合作用。

G蛋白偶联受体第二大作用是以信号的方式感受外部物质后，以细胞中DNA的形式传递信号。以激素作用方式感知激素物质，信号传递到细胞内的DNA，复制在DNA中相应的基因，形成蛋白质，利用这些蛋白质的功能实现激素传递的目的。激素开启基因表达，其本身没有什么特殊的功能，物质本身没有特别的力量，它们之间的联合作用才是最重要的。

相同的感受体也会产生完全不同的感觉

受体与作用物质的关系不是绝对的，结合力也有很大差异。并且，感知分子的G蛋白偶联受体的信号强度因酶增幅的程度不同，即使在神经细胞的一次聚合中，经过多种增幅与抑制机制后，最终的信号量也会不同，所以有1～100倍的差异。人们对此常会出现一种误解：某种物质完全没起作用，而另一种物质可以发出100倍的强力信号，所以后一种物质具有强大的力量，或者当它是其他分子。感受体能感觉到百万分之一这种量级以下的气味，也能感知到含量不足1%的咸味、酸味、苦味和香味，但甜味需要达到10%～15%才能感觉到。为什么人对甜味不敏感？为什么几种合成甜味剂比糖甜数百倍？那是因为合成甜味剂与甜味受体结合紧密，并为了使我们身体更少地感受到普通甜味剂而发生的进化。

人类最应该多摄入的营养是作为能量的碳水化合物，其摄入量应该是蛋白质的4倍，所以对甜味的感知基本上弱于香味的4倍才合适。人类摄取了很多蜂蜜、水果、砂糖等甜食，若对甜味反应很迟钝，会渐渐地提高碳水化合物的摄入量。在普通甜味剂中，有一种与弱结合变化的甜味受体相符的物质，这种物质就是高甜度甜味剂。它们与甜味受体绝妙地相互识别，能够更紧密地结合在一起，并不是分子本身有特别的差异。甜味对能感受到它的受体是有意义的，味道强烈只是代表能识别敏感、紧密地结合，并不是分子本身优秀。比如老鼠就完全感受不到对人类来说很甜的阿斯巴甜。人们错误地认为化合物比天然物强，但事实是大部分天然物更毒、更强，只是纯度低、结合力差、感觉弱而已。

可以通过感觉区分"毒"和"药"吗

G蛋白偶联受体的类似体可以与所有类固醇类药物、咖啡中的咖啡因等物质结合，发挥作用的机制与G蛋白偶联受体是一样的。发生神奇的结合，但这应该归功于我们体内的系统，而非物质本身。分子有大小、形态、能动性，不是依存于物质而存在的，体内的系统感知外部分子的味道、香气和颜色。在数千万种化学物质中，极少部分的分子形成相应的感受器，并感受周围的物质。为什么关于我们身体进化的提问都是正确的，而"这种物质为什么甜、为什么散发咸味"的提问就是错误的呢？世界上没有专门为了人类而出现的物质，只是我们自己去寻找、去感觉、去使用它们而已。毒物也好，药物也罢，只是身体对某种物质产生反应，关闭或打开有特殊作用的系统，并不是因为物质本身具有毒性或药性。物质有毒性和药性是个假象。

在我们体内有调节开关功能的信号物质，由碳、氢、氧、氮组成。以很小的形态来形成与普通物质有差异的物质是很重要的，但要形成完美的差异，很难实现。所以在自然界中可能存在感觉受体的类似体，类似性构造的分子量少时就是药物，过量时就是毒物。

毒品也是因为类似体内存在的"天然毒品"内因性吗啡才起作用的。毒品本身是不会产生快感的，但毒品具有与体内的内因性吗啡类似的形态，可以起到与内因性吗啡类似的作用。正常状态下，体内的内因性吗啡含量非常少，所以人只能感受到快感，不会产生幻觉，但从外部摄取的毒品是体内生产量的数千、数万倍，所以在快感之余还产生幻觉。毒品甚至会变换分子构造使幻觉作用更强烈，但比起体内的内因性吗啡与受体结合的效果要弱，只是一次性摄入量大，所以作用才强烈。

绝对味觉是不存在的

受体不仅与不同信号的结合力不同，而且会以多种方式增幅或减缓。在嘈杂的环境中我们只能听见恋人的声音，视觉在黑暗中会变得更加敏锐，嗅觉在几分钟内会感到疲劳，这些都是对生存有利的。G蛋白偶联受体的感知功能会根据酶的浓度、反馈回路等多种机制而改变，我们的身体才具备了各种复杂的功能。

虽然有所谓的"绝对音感"，但味觉与嗅觉没有听觉那么准确，实现"绝对味觉"比"绝对音感"困难得多。实际上，没有人具备鉴别所有食品味道的能力，即使是经过长期训练的能够鉴别红酒与咖啡的专家，也会产生错觉。2001年，波尔多大学的弗雷德里克·布罗什邀请57名葡萄酒专家，他给了这些专家看似红葡萄酒和白葡萄酒的两杯液体，并让他们鉴别。事实上，这两杯都是白葡萄酒，只是在看似红葡萄酒的酒中放入了红色食用色素。但专家们却用经常描述红葡萄酒时所用的词汇来描述这杯"红"葡萄酒，没有一位专家发现这杯酒是白葡萄酒。第二次实验是把口味更清淡的同种中档酒盛入两种不同的瓶子里，一瓶贴上高级品牌的标签，另一瓶贴上普通品牌的标签。结果是专家进行了完全不同的评价。他们正如评价高级品牌酒那样对这瓶酒评价道："味道好，并感受到发酵木桶的香气，各种复杂美妙的味道均衡地融合到一起，口感细腻绵滑。"然而，贴着普通品牌标签的酒却受到了这样的评价："香气弱，并且很快就消失了，纯度低，淡而无味。"

嗅觉也是如此，根据人的不同而不同，仅嗅盲的种类就有50种。而且嗅觉比起任何其他感觉，其适应性与敏感度的差异都很大，并且不准确。1899年，怀俄明大学化学系埃德温·E·斯洛索恩教授在授课时做了一个实验，想让学生们证明气味通过空气扩散。他把瓶子中的液体倒在棉团上，很夸张地把棉团从自己的鼻子中喷射出很远。然后按下秒表，对学生说，如果闻到气味就马上举手。15秒后，坐在前排的大部分学生举手了，40秒后，气味以一定速度扩散到教室的后面，3/4的学生称感觉到气味，只有少数称"没闻到气味"的学生没有举手。其实教授抛出的棉团吸收的只不过是最普通的水。若时间充分的话，更多的学生会屈服于暗示。但1分钟后他不得不中断实验，因为坐在前排的几名学生感到不舒服，离开了教室。

心理学学者帕米拉·多尔顿与他的同事们证明了："期待"改变了人们对实际气味的感觉。他把志愿者分为3组，让他们坐在充满既不会感到愉快又不会感到不快的气味的实验室里，持续20分钟。对一组人没有任何表示，而对另外两组人分别告诉他们实验室中的气味是"有害化学物质"和"蒸馏的纯天然提取物"。给予肯定信息或干脆没给任何信息的一方，随着时间的流逝，感觉气味好像变弱了；而给予否定信息的一方，感受气味很强烈或越来越强烈。就是说，认为是"好的"，气味会在意识中消失；而认为是"有害的"，气味会引起注意并且会加强且持续下去。先入为主，给予暗示是很有效的。如此一来，感觉很容易传输给大脑。

在食品公司或香料公司选择研究员时，不会选择味觉或嗅觉特别敏感的人。每个人对味觉的敏感度都不同，舌头上每平方厘米的味蕾数为：感觉迟钝的人100个、一般人200个、敏感的人400多个。虽然这对敏感的人来说是好事，但他们对苦味的感觉也同样是敏感的，所以具有普通味觉的人更适合做食品研究员。他们喜爱的饮食范围广，并且可以在长期享受味道的同时进行工作。制作食品香料的造香师也是普通人，比起特别灵敏的嗅觉，体力、忍耐力、想象力反而是更加重要的，而且周密的思考力是最必要的素质。味觉和嗅觉只能感受表象，不是绝对的，而添加剂会巧妙地欺骗我们。"绝对感觉"是错误的表现。

二、色、香、味是大脑制造出的"幻觉"

如果没有光的存在，在黑暗中是不存在颜色的。即使是我们通过3种视觉感受器感受到的光，也只是光谱中很小的范围（可见光）。不是可见光的波长与其他光（如红外线、紫外线）的波长有特别的差异，只是我们能够感觉到它而已。味道也是如此。糖不是甜的，而是我们的味觉感受体给大脑发送了"甜"的电信号。感受到香味，也是谷氨酸开启了G蛋白偶联受体给大脑发送电信号的结果。世界上没有散发甜味或香味的物质，只是特定形态的分子与G蛋白偶联受体结合，传递到大脑，于是在大脑中形成了"味道"。

痛苦和快感一样是大脑的感觉

人们为什么那么喜欢只具有单一辣味的辣椒？1997年，美国加利福尼亚大学的大卫·朱利叶斯教授团队解开了这个秘密。感受热量的TRPV

（辣椒素受体）如果和辣椒的辣椒素结合，就会开启感受"痛苦"的通路。TRPV是我们身体中热感受体的一种，它能感受到42℃以上的高温，具有防止烧伤的功能。但吃辣椒（辣椒素）的话，就会与其结合给大脑传递高温的感觉。判断处于高温状态的大脑会指挥身体开始散热，也就是出汗现象。

虽然大脑暂时被骗，但我们吃辣椒产生的灼热感觉却是真实的。我们吃过让舌头麻酥酥的辛辣食物后会感到满足，这是因为内因性吗啡在发挥作用。内因性吗啡是身体感到痛苦时脑中自然分泌的化学物质，它的镇痛效果是毒品的100倍，这就是人们会对辛辣食物上瘾的原因。辣椒素越多，对TRPV的刺激就越大，大脑误认为身体被烧伤，分泌更多的内因性吗啡，最终快感增强。辣椒的播种策略是通过鸟类传播。辣椒素本来是辣椒为了防止动物侵袭，保护自己而制造的化学武器，但鸟类因体内受体形态不同而不能与辣椒素结合，所以几乎感觉不到辣味。

痛苦和快感都是身体制造的错觉。为了生存，我们的身体制造了"天然毒品"内因性吗啡这种快感物质。如果做了对生存和繁殖有利的行为，身体就会分泌它们，用快感补偿。毒品具有与内因性吗啡类似的形态，并起到相同的作用。无论是哪种分子（毒品），只要能与内因性吗啡感受体结合都会产生快感。我们并不是对毒品上瘾，而是对幻觉上瘾，如同身体粉碎的痛苦也是大脑制造的错觉是一样的。若说不堪忍受而导致自杀的痛苦也是错觉大家肯定不会相信，但那却是事实。我们身体的各处都有痛觉感受器，痛觉感受器受到刺激，就会向大脑发出"痛苦"的信号，所以痛觉是大脑制造的产物。受到伤害对我们的身体不利，所以当受伤信号传入痛觉的地方，大脑就会制造疼痛，以免再次受到伤害。

偶尔会有感受不到疼痛的儿童出生。感受不到疼痛幸福吗？感受不到疼痛的儿童其生命是危险的。因为感受不到疼痛，所以很容易咬出血或揉出血。使劲揉眼睛，甚至可能会造成失明。更重要的是，这样的孩子不知道饥饿，所以不想吃饭，也就没有饮食的快乐，饮食就变成一天中必须完成的任务之一。即使患有阑尾炎也因为没有疼痛不能及时采取措施。活着要靠感觉，疼痛、愉快、悲伤都是生存的必需要素。

但疼痛的副作用也很多，疼痛是生活质量下降的决定性要素。随着寿命的增长，被无名疼痛折磨的人也越来越多，疼痛是身体制造的错觉。对原始人来说，受伤是家常便饭。基于生存的原始人很多时候需要活动受伤的身体，但如果严重受伤，则需要休养、恢复的时间，所以身体创造出了完全不能活动的强烈痛苦机制。因为此机制不够完美，所以才引发无端的疼痛。

事实上，疼痛的意义已经大大减少了。比如最近受到重视的体检，比起疼痛，通过身体检查会让我们了解更多身体的情况，仅凭量体重、照X线就可知身体的状况。但在原始社会对生存起到巨大作用的疼痛机制，对现代人生活质量的降低同样起到决定性的作用。虽然毒品使用过量会导致中毒，但适量地使用却会产生快感、抵消疼痛。毒品是让人对幻觉上瘾的物质，而不是对药物上瘾的物质。使用毒品未达到上瘾的程度是没有副作用的，如果出现在医生的处方中，毒品便摇身一变成为药物。疼痛只是"身体需要照顾"的信号罢了。而事实上快感与疼痛都是大脑为了生存所产生的幻觉，但无论是谁都无法逃脱这种幻觉，这是人类必需的生存条件。

感觉是不可或缺的

口味的不同，甚至会改变命运。熊猫以前是肉食动物，约400万年前随着香味感受器基因出现故障，熊猫不能感受到肉的味道，变成只吃竹子了。事实上，熊猫的下巴、牙齿结构和消化系统都符合肉食动物的形态。熊猫所属的熊科动物虽然喜欢吃水果，但没有肉是吃不下去的。研究人员对700万年前熊猫的牙齿化石做了分析，发现熊猫从那时起就开始吃竹子了。可能是因为寻找肉食很困难，于是熊猫的食草意图渐渐地变强烈，最终感受肉味儿的香味感受器基因出现问题，但即使这样生存也没有问题。2005年，科学家发现猫科动物的甜味感受器基因出现故障，导致它们感受不到水果中富含的葡萄糖和果糖的味道，所以不想吃这些食物。猫科属于犬目，但所属同目的犬科动物能感受到甜味。若改变只吃桑叶的蚕感受器的基因，桑蚕也会吃其他树叶。反刍动物可能会吃到有毒的草，所以对苦味敏感。事实证明，生命体会在某段时间根据环境的变化改变其对味道的感觉。

感觉是人类生存的乐趣和动力。若我们失去嗅觉和味觉，就会没有食欲、不能享受食物，便失去了人生中最大的生活动力。实际上很多老人正面临着这样的问题，阿尔茨海默病的初期症状就是丧失嗅觉，丧失嗅觉不仅是生活动力问题，这类病人还无法注意到火灾、有毒煤气和变质的食物，对健康和生命构成威胁。在美国，每年有20万以上的患者因嗅觉问题看医生，而实际上却有更多的人遭受着丧失嗅觉和味觉的痛苦。丧失嗅觉还伴随着失落感，若熟悉的味道、恶臭的味道消失，无法感受气味导致被孤立的失落感大大增强。

三、我们身体中的"生存感觉"

与嗅觉相结合的心理暗示的力量同样能给人类带来相当大的力量。比如，相信办公室的霉味是来自于有害的建筑材料（否定的安慰剂效应），使办公大楼综合征的症状恶化；另一方面，香薰按摩（肯定的安慰剂效应）会那么有人气，也是因为人们相信香薰按摩中薰衣草可以消除紧张，精油能使人兴奋。但最近的研究证明，对同一种香气的效果赋予完全不同的说法就会改变香薰按摩的效果。对闻薰衣草味道的人说"薰衣草有镇定作用"，马上能够缓解其紧张情绪，并在其心脏搏动和皮肤导电率上产生变化；反之，称薰衣草有兴奋作用，人会马上变得兴奋。精油也出现了同样的逆转效果。香气与物理性的实体、记忆、心理等相结合，会带来比想象更深远的影响。

我们的身体中有约40千克的液体，只有缺少2%以上时才感到严重的口渴。大脑不能判断身体缺多少水，但身体会自己做出正确的反应，口渴是用最后的气力追求水源的凄惨欲望。对癌症患者来说，抗癌剂是体内细胞感受的感觉。注射进体内的抗癌药没有味道，但越增加抗癌药的使用次数，患者越能感受到体内流淌的抗癌药的味道——能感受到用鼻子闻不到的气味在全身流淌。所有的细胞都遭受药物的打击，它们在以无法知晓的机制发出急迫的求救信号。我们的感觉越是迫切，身体越会自动设定程序。比如，我们在感到饥饿时，身体有"多吃"的设定。这种设定平时很弱，饥饿的时候才会开启，越是忍受饥饿，所有的细胞越会像弹簧一样爆发，传递强烈的进食信号。因为不知道这种感觉的机制，所谓的健康专家们为了解决肥胖，用其他说法代替研究饱腹感。

超越感觉的极限

我们以自出生以来通过自身感觉获得的经验为基础，判断生活中发生的事件或现象是正常的或是非正常的。但这种感觉有一个极限，如果我们的眼睛性能比显微镜好的话，就会看到引起疾病的细菌和病毒潜伏在饮食中，或者正通过皮肤上的伤口进入我们的体内，但那是不可能的。所以我们通过对感觉的模仿，经由现代技术放大我们的感官，望远镜、显微镜、质量分析器、地震仪、磁场测定仪、粒子检测仪、分光器等，人们用这些新的"感觉器官"探索新的世界，这就被称为"科学"。

但最新的科学研究结果显示，这些新技术大部分不是靠我们对感觉的直接经验得来的，而是通过超越感觉的数学推论或观测仪器得来的。这个事实说明了普通人为什么难以理解相对论、粒子物理学和11次元弦理论等。感到物理学很难，不是因为谁比较笨，而是因为自然规律本身脱离了已有的常识。所以想了解科学，就不能从人类的思考模式出发，而应该努力把思考模式与自然法则相结合。我们若想变得更有智慧，就需要超越仅凭感觉获得的思维定式。

—————————— 第八章 ——————————
致癌食品真的存在吗

一、了解癌症的本质很重要

很多人因为癌症被痛苦地折磨着。平时不太注重健康的人如今也开始选择有益健康的食物、开始运动，好的生活习惯只要日常生活中多注意些就行，而平时生活习惯就已经很健康的人没有必要听信"谣言"而做主改变。"已经戒掉了对身体有害的饮料、饼干、调味料和糖，注意多食用有机农产品、发酵食物等对身体有益的食物，并积极地做运动，但为什么我却患癌了呢？到底应该怎样做才对呢？"很多癌症患者都有这样的疑问，尤其是认真地遵照健康生活习惯生活的人。

应该先了解癌症，所有人都需要有正确的观念。医生的一句话可能会给患者带来很大的打击，当患者离开后，由于盲目的治疗和护理，身体和经济上都会遭受到很大损失。正确的态度是坚毅冷静地面对，并进行有效的、科学的治疗，不要陷入荒唐无稽的治疗方法中。现在我们看一看癌症的实质。

过去因癌症死亡的人很少，而现在因其死亡的人数才有所增加，有很多说法认为是化合物质的误用、滥用导致的。但是早在四千余年前的古代印度就有关于癌症的诊例和处方的记录，它的存在与人类历史一样悠久，最早的肿瘤发现于1.5亿年前的恐龙骨化石中。不仅仅是脊椎动物，就连蜗牛都有可能患癌症，动物也和人一样会患上癌症和各种稀有病症，虽然人为环境改变会使动物的患病率增加。但动物园中的动物并不是自己捕食的野生动物，而且寿命很长，正是因为寿命长才患上人类的疾病——癌症，首尔公园里的动物仅今年就有6只因癌症死亡。如果人类的寿命无限，那么我们所有人都会患上癌症。其实，我们每个人的体内都有癌细胞。

若想再生30兆个细胞，那么每天就要形成800亿个新细胞，1个细胞中有30亿个碱基对。如此大量的细胞需要一一被复制，这可不是件简单的事。复制一个细胞时大约会产生12个错误。在30亿个一一复制的过程中，产生12个失误算是难得的，但这样却积攒了微小的变异可能。

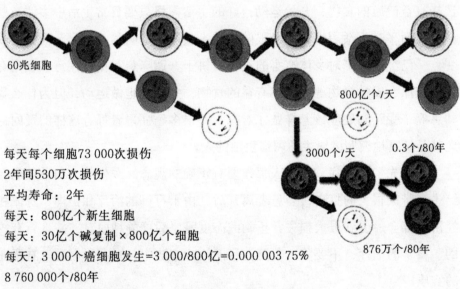

60兆细胞

800亿个/天

3000个/天

0.3个/80年

876万个/80年

每天每个细胞73 000次损伤
2年间530万次损伤
平均寿命：2年
每天：800亿个新生细胞
每天：30亿个碱复制×800亿个细胞
每天：3 000个癌细胞发生=3 000/800亿=0.000 003 75%
8 760 000个/80年
正常细胞成癌细胞的概率：1/1800兆以下

重要的是，虽然每天有800亿个细胞执行"自杀命令"，正常地消失，但如果因活性氧氧化等原因使细胞的自杀命令系统中发生错误，导致了3 000个细胞变成不执行命令的"顽劣分子"。幸运的是，正常情况下这些细胞几乎全部会被消灭掉。假设人一生的癌症发病率是30%，那么暂时性的癌症成长为致命癌症的概率就是3/8000万。放疗射线、化疗药物会给癌细胞和正常细胞都带来冲击。正常细胞具有较强的恢复功能，可以抵御外界伤害，而癌细胞受到巨大冲击时会被损伤而消失。

都说"癌细胞生长快"，这其实是错误的言论。只有癌细胞团（肿瘤）超过2毫米，现代的尖端技术才能检查出来。正常体细胞最少24小时可以增殖2倍，若一个月按照增殖31次计算，那么会增殖10亿倍，细胞团的直径会增加1 000倍。若按此速度推算，2毫米的癌细胞在一个月内就会长成2米的癌细胞，但那是不可能发生的。癌细胞要与体细胞进行营养竞争，并且癌细胞为了生存也会互相竞争，但癌细胞在激烈的竞争中缓慢地增长了，对我们来说这是非常可怕的现象。

癌细胞是体细胞的一部分，像体细胞种类很多一样，癌症种类也很多，所以癌症不是一种疾病，而是多种疾病的集合。癌症也拥有我们体细胞原有的本能，执着地分裂生长，没有其他目的，也不制造毒素，只是在与体细胞抢占营养或空间。对身体有益的物质对癌细胞也有益，对身体有害的物质对癌细胞同样有害。所以，吃某种食物能减少癌细胞是无意义的。

二、我们常吃致癌物和有毒食物吗

随着致癌物质分析技术的发展，食品中的致癌性物质被陆续发现，但这一事实一经发表就天下大乱了。1958年，下议院议员詹姆斯·德兰尼提议"规定消费者食用的所有食品中绝对不能含有致癌物质"。这一看似"理所当然"的规定在1988年被美国环境保护署（EPA）替换为"即使含有致癌物质，其量很少，不会给人的健康带来危害，是允许的"。

随着分析能力的发展，专家们发现致癌物不仅存在于人类制作的化学物质中，还存在于大部分天然物中。大家都知道"无知是福""知道了是压力"的道理。人类生活在比人工化合物种类多出数万倍的天然化合物环境中，一些学者已证实在天然化合物中的致癌物比率与合成化合物中的致癌物比率相同。实际上，若以政府管理机构的定义为标准进行验证，那么天然化合物的一半都相当于是致癌物质。所以"德兰尼规定"被废除了。但具有20世纪60年代思考方式的人不考虑这些事情，在加工食品的检验分析中出现一点疑似致癌物，都会引起骚动。

虾酱是一级致癌物

不久前，世界卫生组织下属的国际癌症研究所（IARC）称柴油发动机中排出的气体可能引发癌症，其致癌危险性由二级A类（Group 2A）提升到一级（Group 1），这一过程用了24年。那么现在还在开柴油发动机汽车的人，岂不是就成了"喷洒致癌物"的人？应该禁止所有柴油发动机汽车吗？调整等级并不是因为柴油的致癌性高或是变高了。对在柴油发动机尾气环境中生活了40余年的美国矿工进行医学调查的结果为，在不通风的坑道中长期工作的12 000多名矿工中有4.7%（562名）患癌症，1.6%（198名）死于癌症。IARC的分类不是针对致癌性的程度，而是显示出使人类致癌的科学证据。现在使用的柴油发动机相比过去的大有改善，柴油燃料的品质也大有不同。IARC改变柴油排气的致癌性分类并不是要废弃柴油发动机。

虽然多吃盐会增加患胃癌的风险，但人们并未把盐列为致癌物质。多吃含盐的虾酱也会患胃癌，但因为人们可以明确地分为"少吃虾酱"和"不吃虾酱"，所以虾酱被理直气壮地分为一级（所谓一级）致癌物。虽然虾酱中的盐被明确地定为致癌物，但盐本身却未被视为致癌物。如同没有必要对改变柴油发动机尾气的致癌性分类大做文章一样，对食品存在的所谓的致癌性也无须大做文章。

癌症死亡主要原因比较：

主要原因	最佳预测值（%）	死亡率范围（%）
吸　烟	30	25～40
饮　酒	3	2～4
紫外线	3	2～4
食　品	35	10～70
食品添加剂	<1	−5（抗氧化剂）～2
生殖、性行为（子宫癌）	7	1～13
感　染	3	1～？
职　业	4	2～8
公　害	2	<1～5
工业品	<1	<1～2
医药品、医疗行为	1	0.5～3

　　随着产业化的形成，癌症患者也增加了，所以人们相信人工化合物与食物中添加的化学物质是导致癌症的元凶。但事实并非如此，化学物质导致癌症的可能性为7%以下。癌症患病率增加其实与人类寿命的延长有很大关系。例如，成熟女性的乳腺癌发病率特别高，不断增加的乳腺癌与女性生育时间延后及月经周期增加有很大关系。大肠癌与食品种类有关，胃癌与盐摄入量有关，剩下的癌症就没什么特别的关联了。有机农产品也很难保证是安全的。毒理学学者爱马仕对少量喷洒杀虫剂培育出的芹菜进行研

究，结果显示，芹菜对昆虫的抵抗力增加，并且突然变异的概率增加了10倍。大部分的食品同时具有抗癌成分和致癌成分。我们体内的相互作用复杂，用数十年来确定某自然食物使身体健康、某自然食物缩短寿命很难。确定的是，少吃食物能减少活性氧的产生。

烧烤、炭烧都是危险的烹饪方式

在韩国，虽然假香油风波还没有停息，但是韩国人依然特别喜爱香油，所有的食物只要加入香油就变得美味。如今在韩国香油、锅巴、锅巴汤消失了，取而代之的是五花肉和咖啡，这不过是改变了样式，其实仍都属于烘焙食品。偶尔香油中的苯并芘超过标准值，人们就大做文章，却不知摄取苯并芘一半以上途径的是通过烤肉。比起在家中炒制的香油，食品公司制作的香油对温度管理更严格，所以更安全。感觉家中炒制的香油安全，是因为没有检查香油的苯并芘含量。

烧烤是比煮危险得多的烹饪方法，其生成各种致癌物质的危险性很高。虽然人们对烧烤食品含有丙烯酰胺（具有致癌性）大惊小怪，这时才发觉烧烤的危险。但煮熟的食物缺少那种加热超过150℃后才会产生的香味，再怎样推荐蒸煮的烹调方法，人们依然会喜欢碳烤食物和高温炒制的咖啡。人类进化的决定性要素是利用火进行烹饪。因没有特别的器具，烧烤是唯一的方式。我们想象一下，在又冷又饿的年代，坐在温暖的火旁烤炙猎物，吃易消化的烤肉时，那种激动的心情，使得烧烤这一令人难忘的烹饪方式被铭刻在我们的DNA中。

三、抗癌药都不能预防癌症，食物就能做到吗

不知道是否有人清楚，吃抗癌药不能预防癌症。治疗癌症时使用的放射线和抗癌药同样是致癌物质，如他莫西芬等7种抗癌药就被官方定为

一级致癌物。目前使用的抗癌药不仅能阻止癌细胞的增殖,还能抑制正常细胞的功能,各种化疗后遗症就是因大量的药物损伤正常细胞所导致的。所以人们关心的不是能够治疗癌症的药物,而是能够预防癌症的食品或成分。不幸的是,在没有明确地找出致癌原因的情况下,我们对癌症的预防还是一头雾水。癌症的发生涉及很多复杂的因素,而媒体和不良商家只是夸大这些因素中的一个或把片面的实验结果传递给人们。所以大部分有良心的人对夸大食品中的抗癌成分非常担忧,因为能够抗癌的成分往往也会有致癌的作用。

例如,维生素A和硒元素都是对人体有益的营养元素,但是过多摄入就会产生毒素;一部分抗癌物质会提高其他特定化学物质的致癌性,动物实验结果表明,抗癌成分对人的适用程度是有限的。

通过动物实验很难得到是否可以预防癌症的结果,所以抗癌实验很多是在试管或细胞培养基中进行的。首先培养癌细胞,然后添加某种成分杀死癌细胞,实验就是这样进行的。实际上,这种成分对大量癌细胞有效的可能性不大。虽然氧化作用也是致癌的原因之一,但抗氧化作用就能预防癌症的说法很夸张。所以即使经常出现"某种物质有抗癌奇效"这样的说法,但是癌症患者的数量依然在增加。

每天喝两杯咖啡真的能预防癌症吗

以前有很多关于咖啡因有毒的说法,但最近有研究表明,每天喝2杯以上咖啡的女性,罹患子宫癌的概率能减少20%。这不是经由短期动物实验得到的结果,而是对66 000名调查对象历经17年跟踪调查得出的结果。2012年5月,美国国立卫生研究院历经13年对40万名对象跟踪调查,也得出了"喝咖啡越多,寿命越长"的结论,虽然其中调查对象中的13%死亡了,但喝咖啡的人死亡率特别低。这种相同的关联性与饮用量成比例,对普通咖啡或低咖啡因咖啡都适用。每天喝6杯以上咖啡的人比完全不喝咖啡的人死亡率低，男性低10%，女性低15%；每天只喝1杯咖啡的人比完全不喝咖啡的人死亡率低，男性低6%，女性低5%。说到这里，不喝咖啡的人有必要为了健康从现在开始喝咖啡吗？

打个比方，是吃饭快的人健康，还是吃饭慢的人健康？我认为吃饭快的人健康的可能性大。消化能力强的人可以快速吃饭，也可以慢慢吃饭，而消化能力弱的人需要慢慢咀嚼食物。快速吃饭的人中健康的人多，而并非是快速吃饭有益于健康。

喝咖啡不易患子宫癌，也可以认为是携带不易患子宫癌的基因出生的人喜欢喝咖啡；喝咖啡能长寿，也可以说是长寿的人喜欢喝咖啡。如果以上观点正确，那么强迫自己喝咖啡的人会怎样呢？就如非让消化功能不好、必须细嚼慢咽的人快速吃饭一样，并不会有益健康，这难道不是问题吗？

对待癌症的正确态度——平常心

癌症是最可怕的疾病之一，但对致癌物质的恐惧有很多方面过于夸张。卡桑德拉·维尔亚德拉在《打破诱发癌症的习惯》一文中补充道，"抑制癌症最有效的方法是用简单的技术（low-tech）戒烟、减轻体重，这两者对抑制癌症有相同的效果。" 因吸烟患癌症而死亡的人数仍然占因癌症死亡人数的1/3，吸烟有百害而无一利。他称，"人们对预防癌症的食品和诱发癌症的食品很敏感，但要减少癌症的发生，避免暴饮暴食比选择食物更加重要。"而生活中，有些所谓的学者用他们荒谬的致癌实验结果和匮乏的证据来引起大众的骚乱，以缺乏科学性的行为让大家害怕，对大家的健康是没有帮助的。

最有用并且无不良反应的维生素之王——维生素C具有致癌性，或者起阻碍癌症治疗的作用，所以进行抗癌治疗时不允许食用保健食品和维生素制品。鲤鱼、章鱼、黑鱼等煎制的食物不能吃，无头甘蓝、神仙草、野芹菜等食物和青菜汁也被禁止食用。不仅冬虫夏草、落叶松蕈、全狗中药汤、甲壳质、鲨鱼烯这些健康保健食品不能吃，红参、人参、园参、灵芝，甚至连山参都不能食用。再没有比癌症更可怕的疾病了！无论是什么，只要对治疗有一点点帮助，家人都会拿来给病人试用，所以很多病人在接受治疗的同时又遭受到所用治疗物质的损害。癌症治疗费的40%是在最后3个月花掉的，这些费用大多用于治疗癌症的偏方。像斯蒂夫·乔布斯这样具有洞察力的人也依靠民间疗法和非医学疗法，因此错过了最佳手术时间。若那些非医学治疗法真的有效，世界就真的乱了。

美国最权威的癌症专科医院——得克萨斯大学安德森癌症中心的金医信博士在文章中称，"不挑食、心态好的患者，胆大的患者，有爱好、会舒缓压力的患者，做每件事都很积极并充满希望的患者，这些人的癌症治疗效果好。"并称，"还未开始癌症治疗就充满担心和恐惧的人，病情不容易好转。"金博士揭露了关于癌症的错误常识，下附对金博士的采访。

金博士：世界上最难治疗的癌症患者就是韩国人，他们在因癌症死亡之前就被饿死了。

提问者：饿死的？那是什么意思？

金博士：一旦被诊断患有癌症，开始抗癌治疗时本应该好好进食，也应该吃肉，但韩国的一部分医院不让癌症患者吃肉。抗癌的治疗是非常痛苦的，相当于服用一种毒药，会给身体带来很大损伤，破坏身体中的蛋白质，所以患者应该补充蛋白质，首选食物就是富含蛋白质的肉类。

提问者：放射线治疗也同样是这样吗？

金博士：是的。简单地说，放射线治疗就是用放射线烧烤我们身体的一部分，和烤肉一样。这个过程中患者一定会消耗体力，这时吃肉恢复体力才能坚持治疗。只吃素食或吃不好，患者的体重就会下降，而进行抗癌治疗或放射线治疗时体重绝不能减轻，没有胃口、体重下降都会影响抗癌治疗的效果。所以，不吃肉的癌症患者不是因癌症死亡的，而是因体力不支、无法坚持治疗而死亡的。

提问者：您觉得治疗哪些人是最难的？

金博士：治疗医生、护士、药师、律师等职业的癌症患者最困难。从乡下来的纯朴患者能按照医师的处方进行治疗，但给作为医生的癌症患者开抗癌处方，他们会整晚上网查找药物的成分和不良反应。如果他们看到不良反应中有"能致人死亡"的字句，那么第二天他们就会来到医院追问："为什么给我开这样的药！"

提问者：不能提那样追问吗？

金博士：那不是问题的关键。一旦怀疑药物、怀疑医生，患者的心就被封死了。若心被封死，身体也会被封死，那么治疗就没效果，这才是真正的问题。韩国人若患癌症，首先就不工作了，并且整天都在担心癌症和死亡，那只能使患者的状态更糟。

提问者：癌症的成因是什么呢？

金博士：癌症的成因尚不能确定。我们体内始终存在好的细胞和坏的细胞，两者处于动态平衡的状态下，因某种原因打破了这种平衡，人就会生病，癌症也是如此。但打破平衡而致癌的原因很多，所以不能指出到底是什么原因。举例说明，我们呼吸的空气中充满细菌，在同一地点呼吸同样的空气，有的人会感冒，有的人却很健康。激素也是如此，所有人都存在雄性激素和雌性激素，二者应该均衡，雌性激素过多会引起乳腺癌或子宫癌，雄性激素过多则会诱发前列腺癌。所以保持体内平衡是最重要的。

提问者：癌症也会有生命的奇迹吗？

金博士：癌症也有奇迹。我所知道的至今最少有20名患者发生了奇迹。我们医院以前也有放弃一切治疗，去临终关怀院的患者，但等死并不意味着马上会死。过了1个月、2个月、3个月，检查时发现癌症依然存在，只是癌细胞停止活动了，这是科学无法解释的。还有一位患有卵巢癌的女性，正常人的癌症数值为40～60，当时那位女性的癌症数值为800，但随着时间的流逝，其数值渐渐降低，最终变回了正常值，通过检查发现肿瘤还是原来的大小，有些甚至还变大了，但至今她已经活过了18年。

金博士认为，过分关注癌症、对检查结果亦喜亦悲、不好好吃饭而导致营养摄入不均衡，治疗也会受到影响。对癌症治疗，最好采取平常心。癌症治疗难是我们仍然不知道癌症为何物的证据之一。因寿命增加、检查技术发展，癌症的发现也增多了，正在接受癌症治疗的人也增多了，但这并不能说明癌症发病率和死亡率增加了。癌症的威胁对所有人都是平等的，没有能够幸免的人。偶尔会出现一些奇迹治疗法的广告，宣称可以治疗现代医学放弃的患者，但这并非奇迹治疗法，也许只是虚假广告。

小心是好的，但多余的担心只能使我们生病。到揭晓癌症的真面目之前，我们普通人对新致癌物的不安或新抗癌成分的担心应少一些，等待不一定是坏事。癌症是所有人面临的问题，但问题太复杂，我们需要时间，不过终归会找到答案。我们开发了很多治疗方法，而且患病大概率很小，我们需要的是敢于面对它的勇气。

我们能够在残酷的地球上艰难生存下来的秘密

我们的身体不是为安全的环境设计出来的，是依靠燃烧燃料（食物）产生的能量而生存，以此过程产生的活性氧和各种受损的细胞为基础设计出来的。受损的细胞被新生成的细胞所代替，身体内不同部位的细胞平均每2年就会更新一次（人体细胞更新周期）。胃肠内部细胞的生命只能维持几小时，最长超不过几天，皮肤1个月、脏器4个月、指甲6个月等，细胞被使用一段时间后再生，也有像心脏、眼睛、脑细胞这样维持一生的细胞。每年身体中90%的细胞被替换，每5年体内的细胞完全被新细胞所代替。细胞分裂的次数有限制，最终的结果便是死亡。

　　我们体内也有死亡感受器。尼克·雷恩表示，作为进化的"十大发明"，死亡是可能形成多细胞生物的根本性发明。人体每年形成30兆新的细胞，占构成身体的60兆细胞的一半。每天要形成800亿个新细胞，为此一定要减少800亿个细胞才行。通过复杂的路径使酶大量增加，细胞被分解，看起来完好无损的细胞瞬间融化。通过这种积极的死亡行为，才能完好地维持我们的身体。

　　若细胞数减少，就是退行性疾病；若细胞数增加，就是癌症。我们的身体就是靠每天800亿个细胞的"自杀"来维持正常的细胞数量。在生命的最后，当向全体细胞传递死亡信号时，全体细胞的自杀行为是遵守同存亡程序，是积极的生命活动。试想，如果身体的器官一个一个地死去是多么可怕的事情，其他器官都完好无损，只有大脑停止运转的话，多么悲哀；即使只有胃不运转，是多么可怕；眼睑不听使唤，我们会疲劳的。虽然渴望长寿，但我们却对"死亡"这种积极的生命活动漠不关心。不知道死亡的本质，如何能够长寿！

后记

食品是文化的产物

哈佛大学的理查德·莱昂教授称，人类历史中最重要、最伟大的发明就是烹饪，烹饪带来了营养学、社会学的革命。未经烹调的植物满是不易消化的膳食纤维，未经烹调的肉类质地很硬，但用火烹调之后，食物会变得很软且容易吸收。通过烹调的食物，虽然食用量相同，但能提高消化吸收率，部分食物中的毒性也被消除。烹饪让苦涩的食物变成美味的享受，显现出人类的伟大。在原始社会，男性狩猎得来的肉虽然很美味且饱腹感强，但狩猎并不会每次都成功，如果没有女性烹饪一些采集来的植物，人一定会饿死的。在人类历史的很长一段时间中，大部分的营养摄取只能靠这些生吃困难的植物根或块茎等食物，女性会花费很多时间在烹饪上，使之可以食用。

我们来看看现在，进行烹饪的不再是奶奶和妈妈，而是营养学者、保健学者、医生、药师、媒体制作者（PD）和演员。这些人主张科学饮食，推荐那些闻所未闻的超级食品，日常食用的食品一提到含有多酚和番茄红素就变身为效果神奇的食品。并且我们对合成和工厂的食品产生怀疑，对自然和传统的食物大加称赞。但自然界中的食物没有好坏之分，万物都是化学物质。人类在工厂中进行生产，能改变食物的本质吗？食物的本质不过是碳水化合物、蛋白质和脂肪，这些占食物的99%，剩下的不过是极少部分而已。虽然改变了食物的外貌和风味，但本质并未变化，所以无论天然食品还是合成食品，基本物质都是相同的。人们应该客观地判断、理性地怀疑或相信。实际上大部分的食品安全事故正是由天然食物导致的中毒现象。

获得消费者的信任真的很难

消费者对食品添加剂存在很大的不信任，认为使用食品添加剂是食品加工厂老板为了迷惑消费者赚取不当的利益，甚至政府也站在企业的一方，不进行严格的管理。对食品的不信任通过网络和舆论被大幅度放大，人们不信任食品公司和食品药品监督管理局。虽然花费了大量的时间和金钱在食品包装上印着详尽的说明，但依然无法获得消费者更多的信任。

我们的食品生产技术已经是世界一流，可以生产任何一种食品，还可以分离想要除去的成分、添加想要增加的成分。但即使如此，人们还是不信任食品生产厂家。人们更加依赖自己的印象，所以对消费者而言，感性比科学更重要、营销比产品更重要。在脱脂牛奶的广告中就反映了最近食品界的实际情况：与富含所有营养的全脂牛奶不同，脱脂牛奶是去除了1/3营养的牛奶，但部分消费者却认为这是更好的牛奶。如果乳脂肪不好，酪蛋白也不好，那么牛奶的大部分成分都是不好的。结果，牛奶公司虽然清楚自己没有问题，但也称"含脂肪的牛奶不好"，利用消费者讨厌添加剂的心理来获取消费者的支持。

由于食品专家或食品药品管理局也未受到信赖，确保食品安全的技术也受到了冷落。外国放射线照射杀菌方法的使用每年都在增加，相比之下，韩国即使对最有特色的食品也不使用。我们举一个辣椒面的例子，辣椒面中含有细菌，虽然是自古以来一直使用的辣椒面，但因为卫生标准越来越严格，所以也不能像曾经那样直接使用了。其他食品杀菌都不会改变食物的味道，但给香料粉末杀菌，其味道会有很大变化。虽然在目前的技术中放射线照射是最有效的，但人们可以接受电磁炉，用放射线给食品杀菌却很难被接受。如果不进行放射线照射，要想得到满足价格、品质、卫生等所有条件标准的辣椒面，人们就需要在未杀菌的辣椒面、因加热而不美味的辣椒面、经过严格筛选但价格昂贵的辣椒面中做出选择。消费者拒绝支付费用，又希望获得更好的品质，这如同希望得到免费的午餐一样。

应该发掘饮食中蕴含的传统文化

人类有时会喜欢吃散发臭味，甚至是闻起来令人作呕的食物。一些食物的味道实在是很难闻，比如瑞典特产——发酵青鱼就是这样。即使是对把它视为美味的瑞典人来说，发酵青鱼也散发出难闻的气味。斯堪的纳维亚有一种食物——碱鳕鱼，是把自然干燥的鳕鱼放入水中泡几天，然后撒上碱腌制两天，最后放入清水中再泡几天制成的。虽然散发出令人窒息的味道，但当地人一年最少要吃一次碱鳕鱼。咖啡中的名品——猫屎咖啡是由马来麝香猫吃掉咖啡果肉，人们捡起它排出的粪便洗干净烘干后制成的。中国人吃臭豆腐、日本人吃纳豆（豆瓣酱）、韩国人吃鳐鱼等，都是如此。文化和传统具有包容用理性无法理解的事物的力量。

韩国西江大学李德焕教授强调："法国饮食能够入选人类非物质文化遗产，并不是因为它是世界上最好吃的，或者是有益于健康的，而是因为法国饮食更接近文化的层面。法国人对他们的饮食是这样形容的：'饮食中蕴含着我与邻居一起分享人生中最值得纪念的事情。'最近首尔被联合国教科文组织指定为创意设计城市，全州被指定为创意饮食城市。联合国教科文组织提到了全州的3种饮食：全州韩式套餐蕴含了朝鲜时代宫廷和贵族的饮食传统，豆芽汤饭开胃爽口，全州拌饭巧妙地融合了二十余种食材。全州饮食之所以具有世界性价值，不是因为有益健康和具有食疗作用，而是因为其蕴含着传统文化、有出众的味道及食材间的相互调和。为了正确地理解食物，必须有人文素养。"他还讲道："我们若想真正地把饮食世界化，不要强调'烤肉有益于健康'，而应该强调饮食中蕴含着韩国文化这一点。"

虽然因纽特人食用哺乳类动物的脂肪，但身体依然健康；非洲马赛族人以牛皮和牛奶为主食，不吃蔬菜，身体也很健康；美洲印第安人只吃北美野牛也很健康，这些都是因为他们的饮食习惯适应当地文化。餐桌的主人不应该是医生、食品专家、营养学者，没有必要被那些没有文化底蕴的知识牵着鼻子走。饮食量适当、没有不足或过剩的成分就够了，没必要纠结于什么好、什么不好，什么能治病、什么有神奇功效。

饮食文化靠创造，传统食品并非都历史悠久

大家可能会认为比萨是意大利的传统饮食，但实际上它风靡意大利才有50年的历史。1889年，莫扎瑞拉奶酪首次被用于比萨制作，虽然在一部分地区出名了，但并未普及全国。第二次世界大战是改变比萨命运的契机。驻意大利的美国军人热衷于吃比萨，服兵役结束后回到美国家乡的士兵们在当地也发现了制作意大利比萨的比萨店。他们享用比萨的同时，也使得比萨被一半的美国消费者熟知，并且去意大利的美国游客也开始寻找比萨店。渐渐地，意大利的北部居民也了解了比萨，尤其以羡慕美国文化的年轻人为中心，人们开始食用比萨，比萨店马上遍布意大利全国。20世纪六七十年代，在意大利比萨正式被消费者接受。这样算起来，比萨成为意大利的传统美食不过50年。

提起日本料理，很多人就会想到的寿司。寿司是日本的传统食物吗？实际上，寿司的历史也不超过50年，它是在冷藏、冷冻技术普及的20世纪五六十年代出现的。在此之前，在不临海的城市中无法吃到刚捕到的海鲜，直到1950年出现了具备加工和冷冻设备的拖网渔船、1956年发明了集装箱、1960年低温冷藏技术和低温运输体系等技术发展之后，人们才可以

吃到新鲜的活鱼。20世纪60年代后，使用新鲜活鱼制作寿司的店铺才开始逐渐遍布东京。

事实上，在大部分国家中，传统食品的历史都不太长。被称为传统韩食的食品，大部分的历史都不超过100年。提起泡菜，我们就会想到最常见的白菜泡菜。虽然白菜在韩国栽种的历史很长，但现在吃的白菜是1906年从外国引进优质品种进行育种研究后的产物。泡菜使用的作料在50年前才具备现在的味道和模样。参鸡汤怎么样？在朝鲜时代使用鸡作为原料的代表食用方法是清蒸（白熟），不使用酱油、大酱等酱类，也不会使用珍贵的人参。我们如今吃的参鸡汤出现在20世纪60年代之后，那时的参鸡汤已经是放入人参熬炖的白斩鸡汤了，而只有长得好的鸡肉或骨头才能入味。现在只用清炖，所以如今的参鸡汤是改良后的现代式饮食。

时代在不断地变化，饮食也应与时俱进。若不能再开发、再创造，传统食品也会被淘汰，所以人们没有理由拒绝改良食品和进口食品。无论食材也好，加工（烹饪）方法也好，几代人都很喜欢的话，那就可以算是传统食品。所有的传统食品被首次制作时，都曾是最新产品。

食品中无法解决的不是卫生、安全和营养问题，而是感觉问题。感觉是大脑产生的，无法抵挡的美味诱惑都是大脑形成的幻象。世界上存在千千万万的化学物质，而我们身体内的感受器只感知其中的一部分。对身体有益，大脑就产生传递快乐的神经物质；对身体不利，大脑就分泌传递痛苦的神经物质。不要只在食品的外在寻找答案，要在内在的感觉、情感上寻找答案。对营养充足的现代人来说，理想的食品是能够同时提供低热量、饱腹感和满足感的食品。如果少吃一点就能够得到满足，那么剩下的问题就会迎刃而解。